癌症·医生说

癌症患者手术事项
有问必答

总主编◎程向东　朱利明

主　编◎曾　剑

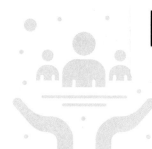

U0206440

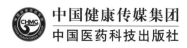
中国健康传媒集团
中国医药科技出版社

内 容 提 要

本书为"癌症·医生说"分册之一，主要介绍了肿瘤手术前、手术中和手术后的过程中关于肿瘤手术的疑问，以及头颈部肿瘤、肺部肿瘤、胃部肿瘤、结直肠肿瘤、妇科肿瘤、乳腺肿瘤、骨与软组织肿瘤等常见肿瘤疾病与手术治疗相关的问题，另外还介绍了2位肿瘤患者进行手术治疗的真实故事。全书采用问答形式进行详细介绍，语言通俗易懂，适合广大读者特别是肿瘤患者及其家属参考阅读。

图书在版编目（CIP）数据

癌症患者手术事项有问必答 / 曾剑主编 . —北京：中国医药科技出版社，2023.10
（癌症·医生说）
ISBN 978-7-5214-4073-7

Ⅰ.①癌… Ⅱ.①曾… Ⅲ.①癌—外科手术—问题解答 Ⅳ.① R730.56-44

中国国家版本馆 CIP 数据核字（2023）第 144588 号

美术编辑 陈君杞
版式设计 也　在

出版　**中国健康传媒集团** | 中国医药科技出版社
地址　北京市海淀区文慧园北路甲 22 号
邮编　100082
电话　发行：010-62227427　邮购：010-62236938
网址　www.cmstp.com
规格　710×1000 mm $\frac{1}{16}$
印张　18
字数　250 千字
版次　2023 年 10 月第 1 版
印次　2023 年 10 月第 1 次印刷
印刷　北京盛通印刷股份有限公司
经销　全国各地新华书店
书号　ISBN 978-7-5214-4073-7
定价　**48.00 元**

获取新书信息、投稿、为图书纠错，请扫码联系我们。

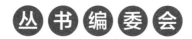

丛书编委会

总主编 程向东　朱利明

编　委（按姓氏笔画排序）

王　增　白　璐　季永领

俞新燕　施　亮　洪　卫

姚庆华　龚黎燕　曾　剑

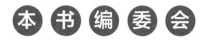

本书编委会

主　编　曾　剑

副主编　赵坚强　俞鹏飞　蔡　磊

编　委（按姓氏笔画排序）

丁　超　丁广宇　刘文生

李健强　汪　亮　张宇华

陈　倩　竺美珍　周一鸣

赵佳正　钱文康　徐丽伟

陶开义　程　云　蔡淑女

潘　超　鞠海星

序

癌症，众病之王。

根据最新的统计报告显示，截至 2020 年，全球每年新发癌症病例数约为 1930 万；预计到 2040 年，全球癌症病例数将达到 2840 万，比 2020 年增加 47%。现在，癌症不仅仅是一类疾病，更是全人类面临的巨大健康挑战，无论是患者本人还是他们的家人，都深受其害。

我的一位朋友曾向我诉说，当他被医生告知患上癌症时，内心瞬间沉浸在无尽的恐惧与焦虑之中。它是谁？它会怎么样？应该去找谁？如何把它赶走？要做些什么准备？这些都不知道！他说，癌症就像一个满怀敌意、全副武装的不速之客，凭空闯入他的生活，让他和家人一下子陷入恐惧、无助和绝望的深渊。

庆幸的是，我这位朋友的故事还算比较圆满。他在治愈后专程过来谢我，感谢我给他介绍了一位好专家。专家详细地向他解释病情、诊疗方法和预后，还有诊疗中的各种可能性，让他心里有了底。他说我和专家在他最困难的时候给了他一家人希望与勇气！

现阶段，我们国家还存在优质医疗资源不足的问题，很多时候专家面对着无数患者渴求的眼神，却无法给予更多的时间解读病情和治疗方案，对这些癌症患者而言，他们该怎么办？

这个时候，面向大众的癌症知识科普就显得尤为重要，而由一线临床专家根据癌症诊疗的最新进展、实践问题，并结合患者实际需求撰写的癌症知识科普书籍更是难能可贵。

健康中国需要科学普及。作为一名从事生物分析化学的科学家，我目前带领中国科学院基础医学与肿瘤研究所和浙江省肿瘤医院的专家们进行着癌症研究的攻关。身处癌症领域，我目睹了许多患者的苦难和挣扎，也见证了现代医学在癌症领域取得的突破性进展。我深知，想要更好地理解癌症、预防癌症，并帮助患者战胜癌症，我们有责任搭建科普的桥梁，将癌症科学知识传播给更广泛的群体。因此，我非常高兴地向大众推荐《癌症·医生说》这套关于癌症的科普丛书。

这套丛书不仅涵盖了癌症手术治疗、放射治疗、内科治疗等基本诊疗手段、诊疗进展和新疗法，还从营养指导、癌痛管理、心理调试、家庭照护、用药管理等方面入手，以一问一答的形式解答患者和家属在诊疗及康复等过程中存在的各类问题。各分册同时结合真实的抗癌故事，以生动的案例帮助患者及家属树立科学的肿瘤治疗观念和战胜癌症的信心。这种从案例中寻找心理和情感支持的方式，将有助于患者及家属积极地面对困难，帮助他们重获正向的生活态度和心灵的平衡。

丛书的总主编分别是浙江省肿瘤医院党委书记程向东和党委委员、院长助理朱利明。程向东不仅是一位非常优秀的外科专家，还是中国抗癌协会副理事长、科技部国家重点研发计划等项目的首席科学家，在癌症防治领域功勋卓著。朱利明是肿瘤内科的临床专家，还兼任中华预防医学会叙事医学分会副主任委员，在医学人文领域有深厚的造诣，他一贯认为临床医生做科普工作散发的是医生的温度。而各分册的主编、副主编及编委们基本都来自于浙江省肿瘤医院，他们或是学科带头人，或是资深的临床、护理专家和药学专家。他们把艰涩难懂的专业知识用简洁通俗、系统而且富有条理的方式介绍给广大读者，无论您是否有医学背景，都能轻松地理解书中的知识。

《癌症·医生说》丛书不仅适用于癌症患者和家属等一般读者，也适用于从事医学以及相关领域的专业人士。通过阅读本丛书，读者可以了解癌症诊疗、康复、家庭照护等患者日常生活需要关注的各方面知识。我相信这套丛书能给读者带来有益的信息和实用的建议，更希望这套丛书能够成为读者的"亲密伙伴"，为读者提供可靠的指导和必要的帮助，还有希望、勇气和力量！

中国科学院院士

发展中国家科学院院士

中国科学院杭州医学研究所所长

浙江省肿瘤医院院长

2023 年 7 月

前　言

肿瘤已取代心血管疾病成为"人类第一杀手"，甚至在未来几十年里，将继续霸占榜首。"肿瘤"或者"癌症"这些词汇，也已经从"遥远神秘"的印象变成从身边人口中常常听到的普通词汇，但仍然让人害怕，好像是一个死亡宣告，让人不寒而栗。

虽然现代医学尚未完全攻克癌症，但是近几十年，肿瘤的诊断、治疗均有了较大发展，靶向治疗、免疫治疗等跨时代的新方法层出不穷，常规的手术、化疗药物以及放疗技术等也有了新的发展。这些方法为肿瘤患者减轻了痛苦，延长了生命，甚至部分肿瘤以及早期肿瘤已经可以得到治愈，让肿瘤患者能有尊严地生活，也有生活的希望和乐趣！

在与肿瘤的斗争中，外科手术治疗依旧是不可或缺的、基石性的治疗手段。为此，我们专门组织专家编写了肿瘤外科治疗的科普书籍，其目的就是用通俗的语言尽可能多地让大家了解肿瘤外科和外科治疗过程中经常遇到的问题。

本书作者均为长期奋战在临床一线的医务人员，有扎实的医学专业知识、丰富的临床经验和良好的沟通技巧，了解患者在诊治过程中的关注点和疑问，尽量将专业的医学知识用通俗易懂的语言表达出来，让没有医学背景的读者也能理解看似深奥的医学知识。

肿瘤虽然难治，但并非不可治愈，关键在于早诊断、早治疗。医学虽然深奥，但并不神秘。希望通过本书的讲解，能为读者答疑解惑，提高抗击肿瘤的信心。

编者

2023 年 7 月

目　录

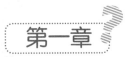

第一章

肿瘤手术治疗方案选择和术前检查

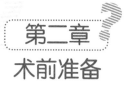

第二章
术前准备

第三章
麻醉与镇痛

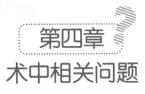

第四章
术中相关问题

第五章

术后监护

第六章

术后注意事项

第七章

头颈部肿瘤相关问题

第八章
肺部肿瘤相关问题

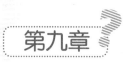

第九章
胃部肿瘤相关问题

第十章
结直肠肿瘤相关问题

第十一章
妇科肿瘤相关问题

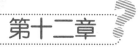

第十二章
乳腺肿瘤相关问题

第十三章
骨与软组织肿瘤相关问题

第十四章
我和肿瘤的那些事

第一章
肿瘤手术治疗方案选择和术前检查

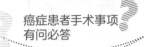
01 肿瘤分为几期？有什么意义？

· 肿瘤分期 ·

肿瘤分期是根据原发肿瘤的大小以及肿瘤在体内的扩散程度来描述恶性肿瘤的严重程度，主要是根据不同的检查结果综合分析得出的。这些检查包括体格检查、影像学检查（如 X 线片、CT、磁共振、骨扫描、全身 PET-CT 检查等）、实验室检查（如血常规、尿常规、粪便常规等）以及活检病理（包括痰检、灌洗液找肿瘤细胞和穿刺活检等）。对于某些特定病例，医生会对患者实施手术，切除肿瘤和 / 或邻近的淋巴结以获取组织样本，通过病理分析并结合上述检查结果，给出较为准确的肿瘤分期。

TNM 分期系统是现今医学界最为通用的分期系统之一，适用于大多数恶性肿瘤。该系统最初由皮埃尔·德努瓦（Pierre Denoix）教授于1943~1952 年间提出，随后由国际抗癌联盟（UICC）和美国癌症联合委员会（AJCC）共同发展与维护，每隔 6~8 年更新一次，以纳入国际医学研究者关于分期研究所得出的新结论。

TNM 分期系统是基于 Tumor（肿瘤）、Lymph Node（淋巴结），及 Metastasis（远处转移）三个维度对肿瘤病情给予评价。各维度的严重程度以字母"X"或"0~4"的数值来表示。

一旦患者的 TNM 分期值得以确定，这些值将会被组合成一个总体分期，也就是 Ⅰ、Ⅱ、Ⅲ、Ⅳ期。某些恶性肿瘤的总体分期还会有进一步的细分，比如Ⅲₐ、Ⅲ_b 期。总体分期数值低，代表肿瘤处于早期阶段，一般预后较好；总体分期高，则表明肿瘤已处于较晚期阶段，治疗方案更为复杂，预后也会较差。

需要注意的是，不是所有癌症都适用 TNM 分期，因为某些癌症的生长与扩散方式比较特殊，无法用 TNM 去定义，包括脑部和脊髓肿瘤、部分儿童肿瘤、霍奇金淋巴瘤和淋巴瘤以及血液系统其他肿瘤。

肿瘤分期的意义

肿瘤分期是制定肿瘤治疗方案的重要依据。例如极早期的肺癌，只需要手术治疗；早中期的肺癌，需要手术加上化疗；局部晚期的肺癌，则可以选择同步放化疗，或术前放化疗再加手术治疗；晚期的肺癌，以化疗、靶向治疗和免疫治疗为主。同时，肿瘤分期也可以预测肿瘤患者的预后情况，评估放化疗、靶向治疗或免疫治疗后的疗效，以便综合评价，调整治疗方案。此外，通过精确的肿瘤分期，可以把癌症患者进行分组，方便进行国际和国内的学术交流，推动癌症诊断和治疗的进步。

02 根治性手术与姑息性手术有什么不同？

根据治疗目的的不同，恶性肿瘤的手术治疗分为根治性手术和姑息性手术。

根治性手术

所谓根治性手术是指对原发灶连同其周围的淋巴结转移区的整块切除，以力求达到根除疾病的目的的手术。该手术方式适合于肿瘤局限于原发部位及区域淋巴结，未发现有其他部位转移灶，全身情况耐受根治性手术的患者。根治性手术根据肿瘤的大小及侵犯的区域来选择切除的范围，肿瘤在某一器官或组织则要将该器官全部或大部做切除，如果原发灶已与邻近脏器有粘连或侵犯时，则需将邻近脏器一并切除。如胃癌手术应做全胃或胃大部切除，连同大网膜、胃大弯、胃小弯、肝门及胃左动脉旁的淋巴结一并切除，若侵犯肝左叶时可连同左叶一并切除。在不同的年代，对根治性手术的定义也有所不同。在几十年前，认为手术切除的越多，例如肺癌手术中有一种术式叫全肺切除，便是所谓的根治术。但全肺切除的弊端是显而易见的，患者术后的生活质量不高。而早期所谓的根治术患者仍有不少在手术后出现复发和远处转移，长期生存期并未获得延长。近年来，肺癌手术原则是强调最大限度的切除病灶，最大限度的保护肺功能，认为只要"彻底"地切除了肺癌病灶，手术切缘阴性，就属于根治性手术。有些相对晚期的肺癌患者在经过术前化疗后病灶明显缩小，使原本难以切除的病灶能达到根治性切除的指征，从而取得较好的疗效。但应当指出的是，外科根治性手术并非真正意义上的根除癌症，要取得好的疗效，还是要通过多学科的综合治疗，才能提高癌症患者的长期生存率。

姑息性手术

与根治性手术相对应的是姑息性手术，它只切除原发病灶或其转移性病灶，达不到根治的目的。姑息性手术切除肿瘤的目的是防止肿瘤危害生命及对机体功能产生影响，消除某些不能耐受的症状，或用一些简单的手术，防止和解除一些可能发生的症状，使患者减轻症状，提高生活质量，延长生存期。比如消化道肿瘤的姑息性切除或改道手术，可以解除肿瘤造成的出血，防止空腔脏器穿孔、消化道梗阻，减轻肿瘤引起的疼痛。乳房和软组织巨大肿瘤有出血和溃疡的情况下，已不能做根治性切除，但为了防止出血和溃疡症状进一步恶化，也可以做姑息性切除。另外有少数患者，肺部病灶为周围型病灶，经过仔细全面的检查发现在肺外仅有单一脑或肾上腺病灶者，可行胸部病灶及脑或肾上腺局部病灶切除术，这种手术也属姑息性手术的范畴。对姑息性手术患者，手术仅仅是综合治疗的一部分，手术前后的多学科综合治疗才能最大程度地提高癌症患者的长期生存率。

⓪③ 术前常规检查有哪些？有什么意义？

手术前要做术前检查，分为常规检查和专科检查。常规检查包括心电图、胸部 X 线片、血常规、粪便常规、尿常规、凝血检测、肝肾功能、肿瘤标志物检查等。专科检查根据肿瘤不同部位而有所不同，如肺部手术还需查胸部 CT、肺功能、心脏彩超；甲状腺结节手术需要通过喉镜检查声带活动情况、血钙等；肝脏手术需要检查肝脏的彩超、腹部 CT、腹部核磁、甲胎蛋白、抗原抗体等；胰腺手术需要进行彩超、腹部 CT、血淀粉酶等检查。

那做这些检查都有什么意义呢？下面以肺部肿瘤为例说明。

·判断肿块的性质及局部情况

（1）胸部 CT 扫描：是肺部肿块首选的检查方法。CT 扫描在检查出更小或隐蔽部位病灶、帮助定性诊断、进行准确分期方面，均能较胸片提供更多信息，且胸部增强 CT 扫描能有效鉴别大血管和淋巴结等。在选择治疗方案之前，CT 是必需的影像检查。

（2）纤维支气管镜检查：纤维支气管镜可直接观察组织的改变，钳取组织供病理切片检查或吸取支气管分泌物做细胞学检查，以明确诊断和判定组织学类型。同时，纤维支气管镜检查还能了解气管及支气管等大气道的腔内情况，对肺部手术至关重要。

（3）肺癌肿瘤标记物：鳞状细胞癌抗原（SCC）、癌胚抗原（CEA）、细胞角蛋白 19 片段、神经元特异性烯醇化酶（NSE）等对诊断有一定的辅助作用。

（4）痰液的检查：针对伴有肺部感染者，痰细菌培养及药敏试验有利于找到感染的细菌及有效的抗生素，针对性抗感染治疗，还可进行痰细胞学检查。有的肺癌患者在痰液中可找到脱落的癌细胞，从而确定诊断。

· 判断有无远处转移

（1）腹部B超及CT：肝脏、肾及肾上腺是肺癌常见的转移部位，需要查腹部B超或CT明确有无腹部转移。

（2）头部CT或磁共振（MRI）：脑部也是肺癌常见的转移部位，头部增强MRI目前被认为是评估有无脑转移的金标准。如果发现单纯的脑转移，可考虑分期手术，效果及预后较好。

（3）骨显像（骨ECT）：骨也是肺癌常见的转移部位，骨同位素扫描可发现有病变的骨骼。

（4）全身PET-CT：PET-CT将PET图像和CT图像进行融合，可以同时反映病灶的病理生理变化和形态结构，显著提高诊断的准确性。PET-CT在诊断和指导肿瘤治疗方面已显示出独特的优越性，一般可代替腹部、头部、骨显像等检查，同时可更准确地判断肿块性质及淋巴结转移情况。

· 判断各个器官（尤其是心肺）的功能如何

（1）心肺功能检查：心肺功能是手术前的重要评估内容，对制定手术方式和评价术后肺功能恢复情况有重要价值，包括心电图、肺功能检查、动脉血气分析、心脏彩超等检查。

（2）血液检查：如血常规、血生化、凝血功能、血型等，可了解患者的全身情况，为手术做好准备，提高手术的安全性。

（3）其他检查：当合并慢性疾病，如糖尿病、心脏病、高血压及肝肾疾病时，则应进一步完善相关检查。

（4）特殊检查：建议65岁以上患者或心脏病史患者，术前做24小时心电图及心脏冠状动脉CT血管成像检查，精准评估患者心脏运动节律及心脏供血情况。有严重冠状动脉狭窄的患者可能需要前往心内科行冠脉造影检查。

04 肿瘤穿刺活检是什么？

穿刺活检就是医生在影像学引导下，使用一根穿刺针（直径约 1mm）穿刺到患者体内疑似病变的部位，取得病变细胞或组织的过程。通过对获得的标本进行病理学检查，大多数情况下可以得到明确的病理诊断。肿瘤科的医生会根据穿刺活检得到的病理结果选择治疗肿瘤的手段或药物。因此，穿刺活检在肿瘤的治疗过程中是非常重要的一环。

穿刺活检方法简便，一般可在局部麻醉下进行。穿刺对组织的损伤小、出血少、感染可能性小，因此相对比较安全，也不影响此后需要进行的手术或者放化疗等肿瘤治疗。临床上最常使用的穿刺活检引导方式有超声、CT 两种。超声引导具有实时、方便、精准、快捷的优势，被广泛应用于全身浅表肿物（甲状腺和乳腺肿物、淋巴结等）和腹部脏器（肝脏、肾脏、胰腺、脾脏、腹腔包块等）病变的穿刺活检；而 CT 引导则多用于骨性结构或肺脏病变等。

穿刺活检是有创的检查方法，像皮肤划破了会出血一样，一根细细的穿刺针从皮肤到皮下、肌肉，再到体内脏器里面，一定会有一些细小的血管被刺破，因此还是会有出血的风险，所以一定要保证患者的凝血功能是正常的。

很多中老年患者由于患有高危的冠心病或心律失常、心房颤动等，需要长期服用抗凝血药物。但这类药物可能会让血液不容易凝固，穿刺时造成出血的风险大大增加。因而此类患者需要停用抗凝药物 1 周左右，再行穿刺活检。

为了保证穿刺活检的精准，医生往往需要患者保持固定体位，并且进行呼吸配合。然而部分中老年患者常伴有慢性支气管炎、肺气肿等，或者部分患者特别紧张不能平静呼吸，还有一些患者，尤其是晚期癌症的患者，不能长时间保持某一个姿势……这些不能配合体位和呼吸的患者很难像普通患者一样顺利完成穿刺活检。此时穿刺不一定是禁忌证，但事先要对患者进行风险评估，如果确定通过穿刺活检进行诊断的需求大于风险，那么还是要在保证患者安全的情况下进行穿刺活检。

05 术前活检的意义是什么？

不同性质的病变采取的手术方式和切除范围有很大区别，如炎症不一定需要做手术，良性肿瘤只需要切除肿瘤，而恶性肿瘤则需要行根治性大范围切除，包括肿瘤及相关受累及区域的组织和引流区域的淋巴结清扫术。恶性肿瘤的治疗不同于良性疾病，手术切除往往会给患者带来很大的创伤，甚至可能致残。因此，为了避免实施手术的盲目性，一般情况下肿瘤手术术前必须行活检以明确病理诊断，了解病变的实际情况，明确病变性质、病变类型等。获取病理标本的方法有很多，如切除活检、切取活检、穿刺活检、内镜活检，等等。某些情况下，如果术前难以获取病理标本进行诊断，医生会在术中切取组织做冰冻切片检查以定性。

因此，术前活检是外科选择手术、确定术式和范围的必要前提。尤其对于首选手术治疗的肿瘤患者，术前活检对手术方案及手术范围的制定具有重要指导意义，部分患者还可以根据术前诊断选择合适的放化疗等综合治疗方案，待肿瘤缩小后再采取相应的手术，以取得更佳的手术效果。此外，对于失去手术机会的患者，通过活检可以了解肿瘤类型和分化程度，对于正确选择放化疗方案以及其他治疗方式，如靶向治疗等也是必不可少的。

06 取活检会加快肿瘤转移吗?

取活检并不会加快肿瘤转移。

活检是活体组织检查的简称,是通过手术方法在病变部位钳取、切取部分或全部肿瘤组织,或者利用穿刺在病变部位吸取等,从患者身上取得病变部位的组织,制成病理组织切片或细胞涂片后,用显微镜检查的一种方法。

目前,癌症活检主要有 2 种方法:手术活检和针吸活检。

手术活检包含切取肿瘤的一部分和完全切除肿瘤进行活检两种。皮肤、口腔或鼻腔、淋巴结及女性生殖系统肿瘤常选用切除活检的方法。手术过程中进行活检,能够决定肿瘤切除大小及边界。同时,还可对淋巴结或附近的其他组织进行活检,以协助检查肿瘤的潜在分散和实际分散,确定肿瘤的分期,然后制定后续的治疗方案。

针吸活检即在皮肤和皮下软组织内行局部麻醉,然后用一根细针直接插入肿瘤内,抽取组织碎片进行活检。目前,肺部肿瘤、肝脏肿瘤、胰腺肿瘤、肾脏肿瘤等常选用针吸活检的方法。但当某一区域有结构禁忌时,则不能选用针吸活检的方法。例如锁骨上的区域,针吸活检易造成出血或神经损害,不能采用。

肿瘤患者进行活检极为常见,因为病理诊断是最准确的诊断,是公认的金标准。其诊断价值远远高于血液生化、影像学检查等,具有其他检查无法替代的确诊价值。尤其是现在最常见的穿刺活检,通过穿刺后细胞学检查,确定肿瘤是良性或是恶性,才能进行有针对性的治疗。

穿刺活检不像传统开刀手术一样可以直接看到人体内部的组织器官,需要借助影像学成像来代替眼睛,指导完成手术。以 CT 引导下肺部肿瘤穿刺活检为例:让患者以一个舒适的体位平静地躺或趴在 CT 扫描床上,对病变区域进行局部 CT 扫描，确认肿瘤的位置后，设计穿刺到肿瘤的路径和穿刺到肿瘤的哪一个部位。

目前，穿刺活检技术已经非常成熟。以肺癌为例，目前的肺肿瘤穿刺活检技术在 CT 或者 B 超的精确引导下，能够非常容易做到一针命中，避开血管和脏器，仅抽取细面条样大小的肿瘤组织。穿刺后仅会在身体上留下一个"小针眼"，无需特别的护理，只要避免剧烈运动即可，基本不会影响正常生活。

进行活检的癌症患者比拒绝进行活检的癌症患者预后好，生存期也会相对长一些。所以癌症患者一定不要过度听信传闻，拒绝进行活检，以免失去最佳的治疗时机。

那么，活检会使癌细胞扩散，加快肿瘤转移吗？

从理论上讲，对癌、瘤的任何刺激，包括针刺、切除、取活组织或其他检查，以及麻醉药物注射，甚至用力揉搓和挤压等，都可能造成癌细胞的脱落和扩散、转移。但实际上，临床通过穿刺针带出来的肿瘤细胞非常少，远达不到在血液中循环的数量，所以造成转移的概率微乎其微。多项研究都已经证实，活检导致癌细胞扩散的概率是非常小的。美国曾有大型数据调查得出，一百万个癌症患者进行活检，仅仅只有 1~2 个案例提示活检会使得癌症分散。

因此，活检是不会导致癌细胞扩散的，不用过度担心。如果有需要进行活检，一定要做，对病情的诊断是有很大帮助的。

07 为什么说术前病理检查很重要？

病理检查是将从人体内取出的组织、体液等标本，经过一系列化学处理，制成病理切片，在显微镜下观察形态的变化，探讨病变产生的原因、发病机理、病变的发生发展过程，最后做出病理诊断。

顾名思义，术前病理检查就是在手术前做的病理检查。术前病理一般是通过 B 超、CT 在体表定位下，或者内镜引导下，用专门的穿刺活检针或者活检钳，取出病变部位的组织标本，对其进行病理分析。穿刺活检大多在清醒的状态下进行，在体表或体腔出入口给予局部麻醉。虽然活检本身没有太大的痛苦，对人体也没有太大的创伤，但是属于有创操作，穿刺皮肤及内镜进出体腔时仍然会产生一定的不适感。

术前病理检查之所以重要，是因为它有着诸多优点。首先，术前病理一般是石蜡病理，检查结果的准确性大大提高。其次，石蜡病理可以做免疫组化，不仅有利于提高诊断准确性，还可以获得更多的病理信息，比如病理分型。再者，如果石蜡病理明确为恶性肿瘤，可以为临床医生提供参考，以便更好地选择治疗方案或者个体化治疗。比如乳腺癌，可以增加保乳手术率；结合免疫组化结果，一部分患者还可以选择术前进行新辅助化疗或内分泌治疗，将肿瘤缩小，降低肿瘤分期后再进行手术，这样能减少肿瘤逃脱药物治疗发生远处转移的概率，增加保乳的机会，也能评估肿瘤对治疗药物的敏感性。再比如肺部肿瘤，穿刺结果为阴性的情况下，可以考虑抗炎或者排查结核，而不用让患者立即遭受手术的痛苦。如果是通过影像资料判断为中晚期或者晚期肺癌的患者，通过淋巴结或者转移瘤的穿刺病理可以确定病理分期，从而为下一步的内科综合治疗提供依据。

08 一定要获得病理诊断才能手术吗？

肿瘤的病理诊断为什么重要，要先了解病理诊断为肿瘤的治疗带来了什么。

首先，良恶性肿瘤手术方式截然不同。良恶性肿瘤最根本的区别是有没有浸润和转移。良性肿瘤膨胀性生长，对人体的危害在于局部的压迫、占位，采用手术整体切除即可。术前通过超声、CT 等影像学检查只能大概判断良恶性，不能百分百区分良恶性，因此，有些肿瘤需要在术前明确病理诊断后再行手术治疗。术后也需要病理检查，以免遗漏诊断。而恶性肿瘤之所以"恶"，是因为它会浸润和转移，这也就决定了其手术方式不同于良性肿瘤，不但要切除原发灶，还要切除周围浸润组织及转移的淋巴结，若单纯切除肿瘤就失去手术的意义。但是，癌症也不是手术切得越大、越多，越好，还要兼顾患者的生存质量。

其次，肿瘤的生物学特性决定了治疗方案的不同。肿瘤常常以肿块的形式出现，同为恶性肿瘤，其治疗方案可能也不一样。直径较大、核分裂活跃的胃间质瘤是恶性肿瘤，其手术一般不需要清扫淋巴结，而胃癌手术必须清扫淋巴结，D2 术式是胃癌的标准术式。间质瘤和胃癌术前都以"肿块"被发现，在没有病理诊断之前不一定能区分清楚。

肺癌是目前世界上发病率和死亡率最高的恶性肿瘤之一，小细胞肺癌的生物学特性不同于非小细胞肺癌，治疗以放化疗为主，而非小细胞肺癌首选手术治疗。因此，肺癌需要经病理诊断后，才能制定治疗方案。

再者，肿瘤的浸润深度决定手术方式。比如直肠、宫颈等原位癌，手术局部切除即可，不需要清扫淋巴结，和良性肿瘤治疗基本一样。但若发展到浸润癌，手术范围就要进一步扩大。

肿瘤手术治疗不同于良性疾病，手术切除往往会给患者带来很大的创伤，甚至可能致残，比如乳腺癌手术使患者失去乳房、喉癌手术使患者失声、直肠癌手术可能需要造人工肛门、胃癌手术要切除部分胃甚至全胃等。癌症手术对患者的生活会有严重的影响，没有病理诊断，或许十次里有九次能判断正确，但只要有一次搞错了，患者就可能受到莫大的伤害。因此，一般情况下肿瘤手术术前必须明确病理诊断，有些病情术前难以明确病理诊断的，医生也会在术中做冰冻切片检查以确定肿瘤的良恶性。

09 能否在术前就发现肿瘤转移?

肿瘤转移是指肿瘤细胞从原发部位侵入淋巴管、血管或经其他途径,被带到他处继续生长,形成与原发部位肿瘤相同类型的肿瘤。这个过程称为转移,所形成的肿瘤称为转移瘤或转移癌。转移是恶性肿瘤的基本特征之一。

肿瘤转移主要有直接浸润、血行转移、淋巴转移和种植转移等几种途径。如果把肿瘤转移比喻为一场战争的话,那么直接浸润无疑就是正面战场的步步为营,逐步推进,战局基本是可以推测的;而血行转移和淋巴转移就好比通过铁路运兵进行远距离奔袭,虽然输送的肿瘤细胞数量比较有限,但是往往会侵袭到距离较远、不好预测的位置,进而给战局造成不可预料的后果;种植转移则更像是伞兵奇袭,有时会定点降落,只使某个特定的远处器官受累,有时则会漫天开花,造成体腔内的弥散受侵,从而导致无法手术。

一般来说,肿瘤发生转移往往提示肿瘤进入了中晚期甚至晚期,会给肿瘤的治疗带来一定的困难和挑战。那么,如何在术前发现肿瘤转移呢?

首先,通过影像学的检查,比如 B 超、CT、MRI、骨 ECT 等,发现原发肿瘤以外的异常新生物,比如异常增大的淋巴结,新发的肺部结节、肝脏结节,异常的脑部占位,异常浓聚的骨信号等。然后,通过特异的肿瘤标志物异常升高来分析特定原发肿瘤转移概率,比如甲胎蛋白异常升高考虑肝癌转移可能性大,CEA 异常升高考虑肺癌转移可能性大,等等。有条件的情况下可以选择全身 PET-CT 来进一步明确异常的新生物有无明显的 SUV 值升高,以此来鉴别肿瘤转移的可能性大小。上述检查都是无创检查。但是对于转移性肿瘤,病理检查依然是金标准。通过影像学检查发现异常新生物，如果部位允许的前提下，使用穿刺活检的方法可以明确病理诊断。有了病理诊断，就可以为下一步的肿瘤治疗方案提供参考。

但并不是每一个癌症患者都要通过病理诊断来明确转移灶，具体如下。

（1）需要病理确定是否为转移灶：主要见于确定了转移灶对疾病的诊疗有意义，对患者有帮助的情况。比如肾癌的单个转移，如果手术对患者是有好处的，这种情况就可以选择切除转移灶，并且做病理检查以确诊是否为转移灶。有些患者是因为转移灶的肿瘤压迫导致疼痛，为了解除疼痛，也可以切除转移灶。

（2）不需要病理确定是否为转移灶：如果这个患者的一般情况很差，预期寿命不长，就没有必要再行手术确定是不是转移灶。还有一些患者转移灶非常明显，这种情况根据影像学也能够判断，且手术没有意义，不需要取病理进行检查。因为病理确定与否对于治疗没有太大的意义，为了给患者减少痛苦，尽量减少有创的操作。

⑩ 肿瘤扩散与手术有关吗？

一般来说，手术并不会引起肿瘤扩散。这个问题可以从影响肿瘤扩散的主要因素和肿瘤切除手术的无瘤原则两个方面进行分析。

影响肿瘤扩散的主要因素

（1）肿瘤的类型：人有好人和坏人，肿瘤同样也有相对好的肿瘤和不好的肿瘤。不同类型的肿瘤，扩散速度是不一样的。有的肿瘤发展缓慢，生长速度也不快，出现远处转移较晚，如甲状腺癌；而有的肿瘤，生长速度非常快，早期就可以出现远处转移，如恶性黑色素瘤。

根据来源的不同，恶性肿瘤可以分为癌和肉瘤。癌容易出现淋巴结转移，例如常见的乳腺癌、结直肠癌、肺癌，等等；而肉瘤却容易出现血行转移，例如骨肉瘤、淋巴肉瘤、横纹肌肉瘤，等等。

（2）肿瘤的分化程度：根据肿瘤细胞与正常细胞的差异程度，肿瘤细胞一般可以分为高分化、中分化和低分化。肿瘤分化程度越低，与正常细胞差异越大，说明变异度越高，恶性程度也越高，也就越容易出现远处转移。

（3）肿瘤的血供情况：肿瘤内的血液供应越多，细胞越容易沿着血管播散。比如肝脏的血液循环丰富，所以肝癌非常容易出现肝脏内播散，肿瘤细胞甚至可以堵塞门静脉，形成门静脉血栓。

（4）机体的免疫力：人体免疫力较强的时候，少量肿瘤细胞如果出现在血循环中，会被正常功能的免疫细胞消灭，从而阻止肿瘤出现远处转移。而如果机体免疫力低下，则容易导致肿瘤广泛传播。

肿瘤手术的无瘤原则

肿瘤组织比较脆弱，外力的作用可导致肿瘤破裂，而肿瘤包块一旦破裂就会导致肿瘤扩散并向肿瘤的近处或者远处散播。但是这个概率是非常低的，这是因为肿瘤手术必须遵循无菌和无瘤的原则。所谓无菌原则就是在手术过程中必须全程无菌操作，其目的是防止污染且预防手术切口感染的问题。而无瘤原则指的是医生在切除肿瘤的时候不能直接地接触肿瘤，需要将肿瘤整块切除以避免医源性播散问题。

手术无瘤操作如下。

（1）手术过程中不可以直接接触肿瘤，必须接触时需要用纱布包裹，操作结束后要及时丢弃纱布并更换手套。

（2）手术过程中要注重操作顺序，一般先探查肿瘤远处的器官组织，再探查其附近的器官组织是否有肿瘤转移的情况。

（3）手术过程中，务必先切断肿瘤的血管再进行肿瘤切除操作，避免牵拉或挤压等动作使肿瘤细胞脱落，引发肿瘤扩散传播。

（4）需要将肿瘤整体切除而不能进行局部切除或分块挖除。一般医生会将肿瘤边界外5cm左右的正常组织一并切除，保证肿瘤完全切除干净。

（5）切除肿瘤后要用蒸馏水冲洗局部，并且需要更换手套以及器械之后才能进行伤口缝合。

综上，肿瘤扩散与手术没有必然联系。

⑪ 术前化疗的作用是什么？

化疗是化学药物治疗的简称，通过使用化学治疗药物杀灭癌细胞以达到治疗的目的。化疗是目前治疗癌症最有效的手段之一，和手术、放疗一起并称癌症的三大治疗手段。手术和放疗属于局部治疗，只对治疗部位的肿瘤有效，对于潜在的转移病灶（癌细胞实际已经发生转移，但因为目前技术手段的限制，在临床上还不能发现和检测到）和已经发生临床转移的癌症就难以发挥有效治疗作用了。而化疗是一种全身治疗的手段，无论采用什么途径给药（口服、静脉和体腔给药等），化疗药物都会随着血液循环遍布全身的绝大部分器官和组织。因此，对一些有全身播撒倾向的肿瘤及已经转移的中晚期肿瘤，化疗都是主要的治疗手段。

· 术前化疗的作用

有时候，对于可手术切除的中晚期肿瘤，术前需要进行化疗。术前化疗，医学上称为新辅助化疗，其作用如下所示。

（1）缩小肿瘤的体积，为手术创造条件，提高手术切除率。

（2）杀灭大部分肿瘤细胞，减少手术中肿瘤细胞扩散的机会。

（3）杀灭远处的微小肿瘤细胞。

（4）提高保肢手术的成功率，减少复发。

（5）可根据效果决定术后化疗方案，如果术前化疗方案对肿瘤细胞有很好的杀伤力，术后会继续使用该方案，反之则改变化疗方案。

·术前化疗的利弊

术前化疗有其利弊，如下所示。

（1）利：化疗的目的是使局部病灶明显缩小，减轻肿瘤的症状，比如疼痛、压迫等。通过术前化疗，可以了解肿瘤对化疗的敏感性，对于患者的预后有预判作用。有些化疗可以使肿瘤缩小，使患者局部症状减轻、疼痛下降、活动度提高。术前可多次进行化疗以提高局部的肿瘤切除率，提升成功率。

（2）弊：术前化疗也有不利因素，比如，术前化疗会导致患者身体素质下降，使患者身体情况变差。有些恶性肿瘤对化疗效果不敏感，在化疗过程中持续增大，甚至出现转移。有些患者在化疗过程中，会出现身体素质急剧下降，甚至出现肿瘤局部增长加快，应及时中断化疗，采取手术治疗。

12 术前放疗的作用是什么？

放疗是放射治疗的简称，是利用放射线治疗肿瘤的一种局部治疗方法。放射线包括放射性核素产生的 α、β、γ 射线，和各类 X 射线治疗机或加速器产生的 X 射线、电子线、质子束及其他粒子束等。大约 70% 的癌症患者在治疗癌症的过程中需要用放射治疗，约有 40% 的癌症可以用放疗根治。放射治疗在肿瘤治疗中的作用和地位日益突出，已成为治疗恶性肿瘤的主要手段之一。

术前放疗是指手术前有计划地对原发肿瘤及附近浸润病灶或区域转

移淋巴结进行的放射治疗。适用于肿瘤位置较深、体积较大、粘连明显、容易转移、对射线中等以上敏感，或者估计手术切除较为困难的中晚期肿瘤患者。通过给予一定剂量（根治剂量的 1/2 或 2/3）的术前放疗，可以让肿瘤缩小，提高切除率和根治切除率；降低癌细胞活力，减少手术造成的局部种植和淋巴、血行播散；使原发肿瘤及附近转移淋巴结和亚临床病灶得到程度不同的控制，缩小手术范围。

术前放疗结束后 2~4 周左右会进行手术治疗。如果间歇期时间太短，水肿没完全消退的话会造成术中出血，如果时间太长又会造成纤维结缔组织增生，影响手术切除。所以放疗结束后的手术时间也需要好好把握。

术前放疗的主要作用有：①提高手术切除率，使部分不能手术的患者再次获得手术机会。②由于放疗抑制了肿瘤细胞的活力，可降低术后复发率及转移率，从而提高生存率。③由于放疗延长了术前观察时间，可使部分已有亚临床型远处转移的病例避免不必要的手术。

⑬ 术前介入治疗的作用是什么？

肿瘤介入治疗是指在 X 线透视、数字减影血管造影下，将导管插入肿瘤血管，向肿瘤内注入化疗药物，同时将肿瘤的血管堵塞，使肿瘤组织因缺血而变性、坏死。肿瘤介入治疗可用于治疗肺癌、肝癌，也可用于治疗头颈部肿瘤、肾癌、胃癌、乳腺癌、胰腺癌、食管癌、胆管肿瘤、盆腔恶性肿瘤、四肢软组织或骨恶性肿瘤等。对于外科手术不能切除的肿瘤，可以用此方法达到姑息治疗。还可以通过介入治疗灌注抗癌药物，使得肿瘤缩小后再行外科手术切除。介入治疗也可用于肿瘤切除术后患者进行的预防复发的动脉内灌注化疗。这种治疗的特点之一是灌注药物浓度高，如肝癌肝动脉灌注比静脉给药的药物浓度要高出 100~400 倍，高浓度化疗不仅可以起到大量杀灭肿瘤细胞的作用，也能减轻全身不良反应。因此，介入治疗对于局部肿瘤的疗效要比全身化疗好很多，局部灌注的药物对全身肿瘤也能起到治疗作用。

术前介入治疗的优点包括：①延缓肿瘤进展，减少肿瘤负荷，防止术中因挤压所致的血行扩散。②局部药物浓度高，肿瘤内停留时间长，因此较外周静脉给药疗效更好。③药物对全身直接作用小，药物经肝脏部分灭活后外周血药浓度低，因此不良反应减少。④药物到达末梢循环后仍可以起到与外周静脉化疗相同的效果。

⑭ 如何选择放化疗后的手术时机？

术前放化疗又称新辅助放化疗（NCRT），主要是针对发现时就处于中晚期，甚至出现了远处转移的肿瘤。此时手术难以达到根治，也无法彻底清扫淋巴结，因此可于术前予以相关的化疗、放疗等，使肿瘤的体积缩小，相关的淋巴结明显减少，远处转移消失后，再予患者肿瘤的根治术，从而提高患者的生存率。具体多久适合手术，因人而异，没有一个固定的标准。大部分情况下，新辅助放化疗后4~6周就可以做手术。但是，针对不同的癌种，辅助化疗的方案不同。比如针对一些比较晚期的进展期胃癌一般是化疗两个疗程，也就是大概40多天之后可以进行手术；对于比较晚期的乳腺癌，则可能需要四个疗程的新辅助化疗，时间就要增加一倍，要3个月的时间才适合手术；还有一些直肠癌患者新辅助化疗完成之后还要进行术前的放疗，所以手术时间要继续延后。对于接受了新辅助放化疗的患者而言，放化疗后往往需要重新进行影像学等一系列的检查，包括血液学检查，重新评估后，再决定是否适合手术。

比如，一项针对$III_a N_2$期非小细胞肺癌患者的新辅助放化疗的研究结果显示，新辅助放化疗后时间间隔（ITS）与患者术后的生存时间明显相关，而且ITS小于6周可以使患者生存时间受益更多。因此在临床工作中，新辅助放化疗后应当尽量避免不必要的时间间隔，争取早日手术。因为当时间间隔超过 6 周以后，患者的预后会随着时间间隔延长而变差。因此，临床上建议患者应该在新辅助放化疗后 6 周内接受手术治疗。

⑮ 术后化疗的作用是什么？

目前大多数肿瘤的治疗原则是以手术切除为核心的综合治疗。但是中、晚期肿瘤仅靠手术治疗常难以取得最佳的治疗效果，往往在术后需要进行辅助治疗，而其中化疗便是最重要的辅助治疗手段之一。

事实上，大多数肿瘤被发现时，肿瘤已经或多或少地发生了微小的转移，医学界称之为亚临床转移灶。术后经过一段时间，微小的亚临床转移灶长大，才能为影像学或临床检查所发现。因为这种潜在的转移灶存在，所以如果术后既不复查也不化疗，那么术后肿瘤复发的概率就非常高。肿瘤细胞可怕之处就在于其生命力顽强，只有个别微量的肿瘤细胞也可以发展成转移灶。

如何对付这些潜伏在体内的微小转移病灶呢？为了消灭这些小部分"逃逸"的肿瘤细胞，医生会考虑手术切除癌症病灶后，再给予全身的抗癌化疗，以求消灭或控制这些可能存在的微小转移病灶。由于是静脉给药，药物的作用是全身性的，故医生们往往考虑用化疗来消灭或防止癌细胞特有的转移。实践证明，大多数肿瘤术后辅助化疗对提高生存率有益处，尤其是对于中、晚期肿瘤患者。肿瘤越晚期，发生转移的概率越高，因此对于分期较晚的患者，医生通常会推荐患者术后及时进行全身化疗。

化疗对于防止肿瘤术后复发和转移有重要价值。

16 中医药在肿瘤手术治疗中有什么作用？

中医药治疗强调整体观念、扶正祛邪，越来越受到临床医务工作者和患者的认可与重视。其治疗作用贯穿癌症治疗的全过程，在癌症病程的不同阶段，与多种西医治疗手段配合时都能发挥重要作用。

手术治疗目前是肿瘤治疗的主要方法之一，但外科手术在切除肿瘤组织的时候，部分正常组织器官也会受损，从而影响机体的正常生理功能，削弱了机体的抵抗力。中医药治疗结合手术治疗，能够改善患者一般情况，提高患者接受肿瘤治疗的耐受性，减轻患者术后的不良反应，改善生活质量。

一般情况下，如果肿瘤患者术前身体情况良好，可以不用中医药调理。但如果肿瘤患者在术前已经存在不同程度的阴阳失衡状态，比如气短乏力、精神衰惫、纳食不振、溲清便溏等阳虚证候，或面红心烦、口干而苦、眩晕耳鸣、腰膝酸软等阴虚证候，那么患者机体的耐受力和抗癌力降低，对手术创伤、麻醉、缺氧等耐受性差，术后就容易发生严重的并发症。中医认为，恶性肿瘤的发生、发展与机体正气不足密切相关，正气亏虚，阴阳失调，而瘤邪不能及时消散，长期停滞于体内，久而酿成肿瘤。所以正气不足是恶性肿瘤的内在条件。中医药治疗在术前以健脾理气为主，应用补益正气的中药，以起到扶正培本的作用，从而提高患者接受治疗的耐受性，减轻术后并发症。

手术之后，往往会出现生理功能紊乱和气血损耗的临床过程。这时中医治疗比较有优势，能针对性治疗术后并发症，降低并发症发生率，减轻术后不良反应，改善生活质量。临床研究也证实了扶正祛邪类中药制剂对术后肿瘤患者的积极作用。结合癌症术后患者的实际情况，其原发病灶或可见转移灶虽已清除，但手术创伤造成了患者正气更虚、血瘀更甚、毒邪潜在的病理状态。因此，在癌症术后的恢复期和稳定期，中医以扶正祛邪、攻补兼施为治疗原则，益气阴、祛瘀毒，因证制宜，临床实践确有良效。同时，术后的中西医结合治疗也使得患者近期和远期生存率都明显提高，且有较好的生活质量。

值得注意的是，中医药治疗还是要辨证论治，使用过程中，要将辨证跟辨病相结合，只有这样才能够起到事半功倍的疗效。

⑰ 免疫治疗在肿瘤手术治疗中有什么作用？

肿瘤免疫治疗是通过主动或被动方式使机体产生肿瘤特异性免疫应答，发挥其抑制和杀伤肿瘤功能的治疗方法。现代研究中的免疫治疗就是通过研究发现和找到让身体的免疫系统恢复正常的方法，比如增加免疫细胞，攻破肿瘤细胞的防护网，让肿瘤细胞的特征暴露出来，使树突细胞重新识别肿瘤细胞等，调节机体的生物学反应，从而抑制或阻止肿瘤的生长。

目前已开发的肿瘤免疫治疗主要包括免疫检查点抑制剂（ICB）、过继性细胞免疫疗法（ACT）、肿瘤特异性疫苗、非特异性免疫调节剂等。很多肿瘤患者可能会将免疫治疗与程序性死亡受体 1（PD-1）抑制剂或者细胞免疫治疗混为一谈，但其实 PD-1 抑制剂只是免疫检查点抑制剂中的一种，而细胞免疫治疗则属于过继性细胞免疫疗法。

免疫检查点抑制剂

免疫检查点是对控制免疫反应持续时间和幅度至关重要的途径，肿瘤可以利用这些途径抵抗免疫作用。免疫检查点抑制剂药物具有干扰肿瘤抵抗免疫机制的能力，增强人体对肿瘤细胞的免疫应答。近年来，以 PD-1/程序性死亡受体配体 1（PD-L1）、细胞毒性 T 淋巴细胞相关抗原 4

（CTLA-4）为代表的免疫检查点抑制剂，在肺癌、黑色素瘤、乳腺癌等各大实体恶性肿瘤的疗效受到全世界的瞩目，正在掀起肿瘤治疗的革命。免疫检查点抑制剂为晚期癌症患者带来了希望和曙光，而正在进行中的各项临床研究也显示其在中晚期癌症的术后辅助和术前新辅助化疗中同样可以发挥重要的作用。

过继性细胞免疫疗法

过继性细胞免疫疗法是个体化的肿瘤治疗方法，通过从患者体内分离免疫活性细胞，在体外诱导分化、改造、扩增后回输到患者体内，靶向抗原特异性的肿瘤细胞，发挥抑制和杀伤肿瘤细胞作用。细胞免疫治疗分为特异性和非特异性疗法两大类。其中特异性疗法的嵌合抗原受体 T 细胞免疫（CAR-T）疗法目前在世界范围内研究非常火热，最早在 2017 年美国食品药品监督管理局就批准了两种 CAR-T 疗法用于白血病和淋巴瘤的治疗，近来的研究主要集中于实体瘤 CAR-T 疗法的研发，有望早日投入到晚期甚至中晚期的实体肿瘤的治疗中去。除了特异性的 CAR-T 细胞疗法，属于非特异性疗法的自然杀伤（NK）细胞、树突状细胞等的细胞免疫治疗也取得了较好的临床效果。细胞免疫疗法可以应用于手术切除肿瘤后的患者，可提高身体的免疫力，清除残存的肿瘤细胞，预防肿瘤复发，延长患者的生存期。

18 肿瘤患者伴高血压能不能进行手术？服用高血压药物对麻醉有影响吗？

高血压是指以体循环动脉血压（收缩压和 / 或舒张压）增高为主要表现（收缩压 ≥ 130mmHg，舒张压 ≥ 80mmHg）的心血管综合征，可伴有心、脑、肾等器官的功能或器质性损害。高血压是最常见的慢性病之一，也是心脑血管病最主要的危险因素。

高血压在临床上分为原发性高血压和继发性高血压两大类。原发性高血压是一种以血压升高为主要临床表现而病因尚未明确的独立疾病，占高血压的绝大多数。继发性高血压是指由于明确的原发疾病或病因引起的血压暂时性或持久性升高，常见由肾脏病、肾动脉狭窄、原发性醛固酮增多症、嗜铬细胞瘤引起的高血压等。大多数继发性高血压可通过原发病的治疗得到改善。

术前高血压如果没有得到有效控制，术中或术后就可能出现脑意外、高血压脑病、高血压危象等，或者间接影响心脏功能。高血压病程越长，重要脏器受损的情况越重，手术的危险性也就越大。然而，即使病程短，但进展迅速者，手术的危险性也很大。因此，高血压患者在术前一定要和医生充分说明自己的高血压病史，告诉主管医师尤其是麻醉医师所服的降压药物、目前血压控制情况，以便医生在麻醉手术中更好地掌控血压。

一般来说，高血压患者在手术当天应继续服用降压药物，以减少血压大的波动，降低心肌缺血的危险性。服用 β 受体阻滞剂的患者不能突然停药，否则会造成血压迅速升高，症状反弹。服用利血平（包括复方利血平等）的患者对麻醉药的心血管抑制作用非常敏感，麻醉中容易发生严重低血压和心率减慢，需要提前停用 1~2 周。

只有术前血压控制到比较平稳的状态，才能降低围手术期可能发生的危险，保证术中手术顺利和术后平稳恢复。

⑲ 肿瘤患者伴糖尿病能不能进行手术？

糖尿病患者在血糖控制良好的情况下可以手术。

糖尿病是一组以高血糖为特征的代谢性疾病。高血糖则是由于胰岛素分泌缺陷或其生物作用受损，或两者兼有而引起。长期存在的高血糖会导致各种组织，特别是眼、肾、心脏、血管、神经的慢性损害和功能障碍。糖尿病给人体带来的伤害如下所示。

（1）体内代谢发生紊乱：机体组织对葡萄糖的应用受阻，脂肪分解增多，蛋白质分解多于合成，同时血糖过高引发多尿效果，所以出现"三多一少"，即多饮、多食、多尿和体重减轻。

（2）容易发生感染：血糖控制差的患者更容易感染、症状也更严重。

（3）诱发多种并发症：如大血管动脉粥样硬化；微血管循环障碍导致的视网膜病变、糖尿病肾病、糖尿病心肌病；神经系统异常引发的神志改变、老年性痴呆、周围神经疼痛、末梢神经感觉异常等。

（4）糖尿病足：末梢神经异常和微血管循环障碍共同引起足部溃疡、感染、溃烂等。

（5）其他眼部病变、牙周病、皮肤病变等。

当恶性肿瘤遇上糖尿病时，他们就成了彼此的"催化剂"。一方面，受糖尿病的影响，患者恶性肿瘤的发生率明显增加；另一方面，恶性肿瘤同样也在影响着患者的血糖，是导致患者发生糖尿病的重要原因。

糖尿病会对肿瘤的治疗带来不利的影响，包括：①对手术麻醉产生影响。②增加肿瘤手术的难度。③手术应激下更容易发生激素分泌异常和代谢紊乱，增加手术风险。④患者重要脏器功能受影响，对手术的承受能力较弱。⑤术后愈合慢，且更容易发生伤口感染。

目前尚无根治糖尿病的方法，但通过多种治疗手段可以控制好血糖。主要包括 5 个方面：糖尿病患者的教育、自我监测血糖、饮食治疗、运动治疗和药物治疗。在手术之前要先评估糖尿病患者的血糖水平，对于血糖控制不好的患者调整治疗方案，将血糖控制在相对达标的状态，比如空腹血糖控制在 5~7mmol/L，餐后 2 小时血糖尽量控制在 8~9mmol/L。

20 肿瘤患者伴心脏病能不能进行手术?

心脏病是一类比较常见的循环系统疾病,临床上分为先天性心脏病和后天性心脏病。先天性心脏病是指心脏在胎儿期发育异常,病变可累及心脏各组织。后天性心脏病是由于出生后心脏受到外来或机体内在因素作用而导致,如冠状动脉粥样硬化性心脏病、风湿性心脏病、高血压性心脏病、肺源性心脏病、感染性心脏病、内分泌性心脏病、血液病性心脏病、营养代谢性心脏病等。一般临床上肿瘤患者常见的心脏病大多是后者。

· 手术对心脏病患者的影响

手术对心脏病患者的影响主要分为麻醉和手术两个方面,具体如下所示。

(1)多数麻醉剂尤其是全身麻醉药对循环和呼吸功能有抑制作用,可引起缺氧和二氧化碳潴留,严重时可导致心室颤动或心脏骤停。常用的肌肉松弛剂也是引起心脏停搏的重要原因。

(2)手术本身是一种创伤,疼痛和失血可引起血压和心率的改变,更容易诱发心律失常或心力衰竭。

· 肿瘤伴心脏病患者的术前准备

综上,对于合并有心脏病的肿瘤患者,术前应做好充分的准备,使心脏功能尽快有所好转,再行必要的手术,这不仅是术中也是术后患者安全的保证。对原有心脏病病变者,可做超声心动图及心电图运动试验。对已查出有明显心功能障碍、心律失常和冠心病者,应分别给予适当治疗。

对心房颤动伴心室率加快者，可用洋地黄类药物控制心室率在 70~80 次 / 分。有高度房室传导阻滞或窦房结功能不全而心室率缓慢者，应安装心脏起搏器维持正常心率。

㉑ 肿瘤患者伴肾功能不全能不能进行手术?

肾功能不全是指由多种原因引起肾小球滤过率下降，导致身体在排泄代谢废物和调节水电解质、酸碱平衡等方面出现紊乱的临床综合征。临床上一般分为急性肾功能不全和慢性肾功能不全。引起肾功能不全的原因包括：①肾脏疾病：如急性、慢性肾小球肾炎，肾盂肾炎，肾结核，化学毒物和生物性毒物引起的急性肾小管变性、坏死，肾脏肿瘤和先天性肾脏疾病等。②肾外疾病：如全身性血液循环障碍（休克、心力衰竭、高血压病）、全身代谢障碍（如糖尿病）以及尿路疾患（尿路结石、肿瘤压迫）等。

随着老年人口的迅速增长，老年人患慢性肾功能不全者亦不断增加。其病情发展迅速，并发症多，死亡率高，多见于高龄患者。因随年龄的增长，肾脏的细小动脉出现透明样变而逐渐硬化，故当患有高血压病、慢性肾小球肾炎、糖尿病肾病、梗阻性肾病、慢性肾盂肾炎、多囊肾、肾癌及前列腺癌时，可加重肾小管动脉硬化及肾小球硬化的进展，引起慢性肾功能不全。

一般认为肾功能不全患者的肾单位大部分丧失功能，内生肌酐清除率下降，代谢物潴留，水、电解质、酸碱失衡，血小板及凝血功能障碍，术后易感染。但近来，多数学者认为合并慢性肾功能不全者大多可以耐受手术。手术死亡率降低的关键在于围手术期的妥善处理。

术前需维持机体内环境的稳定，尽可能改善贫血、营养不良，纠正水、电解质及酸碱平衡紊乱。高血压患者可以选择血管紧张素转化酶抑制剂（ACEI）、血管紧张素 Ⅱ 受体阻滞剂（ARB）、钙通道阻滞剂（CCB）以及 β 受体阻滞剂等。由于肾脏合成红细胞生成素功能的缺陷及长期透析过程中部分血液被破坏或消耗，多数患者并发贫血和凝血机制障碍。对于轻中度贫血患者，应补充叶酸及铁剂，重度贫血患者或透析患者可加用促红细胞生成素（EPO）。EPO 的不良反应主要是会引起高血压，未控制好血压的患者不宜使用。同时应严格控制血红蛋白或红细胞压积（HCT）的上升速度和水平，以减少 EPO 的不良反应。

在饮食方面，肾功能不全患者术前应适当限制蛋白质的摄入，在保证最低蛋白质需要量的同时尽量采用含丰富的必需氨基酸的具有高生理价值的蛋白质（如鸡蛋、牛奶等），同时给予充分热量，以减少蛋白质分解，亦可加用苯丙酸诺龙等促进蛋白质合成并使血中氮的代谢产物下降。

第二章
术前准备

01 为什么要签署手术、麻醉、输血知情同意书?

我国多项法律明确规定,患者及家属对病情有知情权。《中华人民共和国执业医师法》第 26 条:"医师应当如实向患者或其家属介绍病情,但应注意避免对患者产生不利后果。医师进行实验性临床医疗,应当经医院批准并征得患者本人或者其家属同意。"

《中华人民共和国医疗机构管理条例》第 33 条:"医疗机构施行手术、特殊检查或者特殊治疗时,必须征得患者同意,并应当取得其家属或者关系人同意并签字;无法取得患者意见时,应当取得家属或者关系人同意并签字。"

《中华人民共和国侵权责任法》第 55 条:"医务人员在诊疗活动中应当向患者说明病情和医疗措施。需要实施手术、特殊检查、特殊治疗的,医务人员应当及时向患者说明医疗风险、替代医疗方案等情况,并取得其书面同意;不宜向患者说明的,应当向患者的近亲属说明,并取得其书面同意。"

以上可以看出,签署知情同意书是按照我国的执业医师法以及医疗事故处理条例规定来进行的。签署知情书时,应该如实向患者及其家属介绍病情,将患者的病情、医疗措施、医疗风险如实告知患者,及时解答其问题,避免对患者产生不利的后果。手术、麻醉、输血知情同意书不是免责书,而是告知双方可能面临的医疗状况。

⓪② 术前为什么要戒烟、戒酒?

吸烟可以导致组织氧合降低、伤口的感染概率增加、肺部并发症增多,以及血栓栓塞症的发生。有研究分析发现,戒烟至少 2 周以后,方可减少患者术后并发症。戒酒也可以缩短住院时间,降低并发症的发生和病死率,改善预后。因此,要求患者戒烟、戒酒至少 2 周,最好能达到 4 周。

长期饮酒会导致患者对麻醉药物有交叉耐受性,而且酒精可以使血液容量增加,导致麻醉药浓度降低。同时,若长期饮酒的人患有肝硬化,肝药酶活性增加,代谢加快,体内麻醉药物会很快代谢,因此维持麻药效果相对困难。长期大量饮酒患者的中枢神经系统 – 氨基丁酸受体数量降低,会降低对镇静药的敏感度。与不饮酒患者相比,大量饮酒患者需要更高剂量的全麻药物才能达到较好的镇静效果。所以,术前患者要禁酒。

⓪③ 术前能涂指甲油吗?

手术前不能涂指甲油。这是因为手术过程中,麻醉医生会将脉搏血氧饱和度监测的夹子夹在手指上,用来监测身体氧的供应情况,而指甲油会干扰仪器的准确性。

04 术前需要取下假牙吗?

手术麻醉前,请取出可摘卸的假牙。这是因为在手术麻醉过程中,活动的假牙容易掉落到气管内,造成呼吸道阻塞(牢固的假牙不影响)。有活动性牙齿的患者,术前务必告知麻醉医生,麻醉医生会根据情况准备插管方式和手法,尽量避免造成牙齿损伤和脱落。

05 术前需要停止服用保健品吗?

对于医生给患者开具的药物,建议患者及时跟主管医生沟通,以明确什么药需要停、停多久,什么药需要继续吃。对于保健品来说,患者术前至少须停服两周一切保健品。这是因为很多保健补剂,例如银杏、人参、菊花制品和大蒜素等,都可能会增加手术风险。

06 术前沐浴的目的是什么?

术前沐浴是为了洗净身上的污垢,减少术后感染的概率。虽然术前会彻底消毒手术皮肤,但消毒剂擦拭只是消毒,皮肤残留的污垢是擦不掉的。如果不想消毒时被医生"搓泥",术前一定要认真洗澡。骨折等活动受限的患者可以酌情擦拭手术部位。

07 术前饮食注意事项包括哪些?

对于成年人而言，术前 6 小时可以进食一些清淡易消化的简餐，如米粥、面条、馒头、牛奶，术前 4 小时禁饮。当然如果伴有高血压或糖尿病，可以在术前遵医嘱，喝一点点水服用控制血压或血糖的药。

通常来说，手术前禁食、禁水主要是基于对手术和麻醉的考虑，比如进行胃肠道手术。除非是非常突然的急症手术，不然只要有条件，或择期手术，都必须在术前严格禁食。因为只有在手术前禁食并且进行肠道清洁，才可以最大可能地减少和避免术后感染，也有利于术后的早期恢复。此外，手术前患者禁食、禁饮，还可以防止胃内容物反流误吸。

胃和食管之间有个连接口，称为贲门。全身麻醉下，贲门是关闭不起来的，当人躺平后，如果胃里有食物，就会发生反流。人在清醒的时候，如果被食、水呛到，能做出咳嗽动作，使水和食物不进入肺部。但全麻患者在药物作用下，咽喉反射、呛咳反射消失，胃反流的食物以及胃液非常容易进入肺部，发生误吸。

一旦发生误吸，误吸的固体、液体会阻塞呼吸道，需要医生在数分钟内进行有效清除，以免发生窒息死亡。抢救之后，患者发生吸入性肺炎的可能仍然非常高，甚至可能会因发生肺部感染而死亡。

08 术前如何进行呼吸道准备?

（1）有吸烟嗜好者，术前戒烟 2 周。

（2）有肺部感染者，术前 3~5 日即给予抗生素。

（3）痰液黏稠者，可用抗生素加糜蛋白酶雾化吸入，每日 2~3 次，并配合叩背或体位引流排痰。

（4）哮喘发作者，术前1日给予地塞米松0.5mg雾化吸入，每日2~3次，以减轻支气管黏膜水肿，促进痰液排出。

（5）根据患者不同的手术部位，进行深呼吸和有效排痰法训练。如胸部手术者，训练腹式呼吸；腹部手术者，训练胸式呼吸。

09 行开胸或开腹手术的患者如何进行深呼吸和咳嗽训练？

由于术后切口疼痛使患者呼吸功能急剧下降，呼吸模式由深慢变为浅快，从而使潮气量和肺泡有效通气量减少，故手术前要让患者掌握深呼吸技巧。有效咳嗽可预防术后肺炎、肺不张等呼吸系统并发症。

·深呼吸训练

患者坐位，双脚着地，身体稍前倾，双手环抱一个枕头，进行数次深而缓慢的腹式呼吸，深吸气后屏气，然后缩唇（噘嘴），缓慢呼气。

·有效咳嗽训练

在深吸一口气后屏气3~5秒，身体前倾，从胸腔进行2~3次短促有力地咳嗽，张口咳出痰液，咳嗽时收缩腹肌，或用自己的手按压上腹部，帮助咳嗽。

10 术前如何进行排便训练？

一般人不习惯在床上排尿、排便，但术后患者不能即刻下床进行大、小便，容易造成尿潴留和便秘。因此，患者术前3~4天内练习床上排尿、排便就尤为重要。

练习床上排尿时，分别使用男、女专用便器，在患者有尿意时，平卧或半卧于床上，通过让患者听流水声或按摩、热敷患者下腹部诱导其排尿，并为患者讲解术后可能遇到的各种情况，如胸腹部切口疼痛、麻醉缓解期等，使患者有充分的思想准备。

练习床上排便时，将大便器放在患者臀下，嘱患者使用小腹部肌肉的力量进行排便。术前反复进行训练，可减少术后尿潴留、便秘的发生，减轻患者的痛苦。

⑪ 术前如何进行配血、备血?

为了保证手术过程中的安全，医生需要为手术患者提前在输血科预约红细胞和血浆，以备不时之需。万一手术中或手术后患者需要输血，就可以有充足的血液制品。一般来说，如果手术过程顺利，大多数患者治疗过程中不需要输血。

输血前准备工作中很重要的一项是交叉配血试验，避免发生输血反应。手术前，会抽取患者静脉血样以完成配血、备血工作。

⑫ 家属直接给患者输血可以吗?

一般不建议家属直接给患者输血，现实中也难以做到。首先，输血是有严格要求的，不是患者及家属要求就可以的。输血要有适应证，且最好是成分血。一般来说，当急性失血大于800ml或慢性病血红蛋白小于60g/L时，才考虑输血。其次，直系亲属间输血有时会发生严重的输血反应，称为输血相关移植物抗宿主病。相对于非直系亲属间输血来说，这种病在一级亲属中的发病率更高。再者，从流程上也难以做到。献血要将血献给血液中心，通过血液中心再分配，分配时按血液配型分配，而不是由献血者决定。因此，基本上做不到将患者家属献的血分配到患者身上。

⑬ 术前家属需要准备什么？

手术前，家属应详细了解患者病情、治疗计划及可能的风险，鼓励患者树立信心，并协助患者进行各项术前准备。

⑭ 术前如何进行皮肤准备？

术前皮肤准备是预防术后切口感染的重要防治性措施之一，包括剃除术野皮肤的毛发、皮肤的清洁及消毒等措施。

·术前备皮的时间

对于手术部位有毛发的患者，术前备皮需特别注意。传统观念认为，术前皮肤准备的重点在于剃除手术区域皮肤的毛发，应在术前1天进行。但美国疾病控制和预防中心发布的《预防手术切口感染准则》指出，皮肤准备的时间距离手术时间越近越好。所以，建议患者应在手术当天进行备皮，备皮刀一般药店均有出售。

使用剃刀时应注意剃刀与皮肤的角度，动作要轻柔，以免剃伤皮肤。剃刀最好选择一次性的，以防消毒不彻底引起交叉感染。

头皮手术，可到院后由医务人员进行备皮；外阴、腋部、面部（尤其男性胡须浓密者）手术者，最好自行备皮。

·皮肤清洁

　　术前皮肤清洁是手术前的常规工作。如需要进行面部手术的患者，来医院之前应彻底清洁皮肤，不要化妆，不要使用遮瑕霜、防晒霜、隔离霜等。腹部手术前，做好脐部清洁尤为重要。脐部是人体较容易藏污纳垢的地方，在脐部皮肤准备时，若脐窝内有坚硬的异物，最好用油剂浸软，再以肥皂水清洗。

⑮ 为什么术前要做药物过敏试验?

　　临床上，部分肿瘤手术需要预防性使用抗生素以减少感染风险，同时也是为了指导麻醉和手术后的药物选择。故需在使用前进行药物过敏试验，避免使用过程中严重过敏反应的发生。

⑯ 术前用外周静脉留置针好还是进行深静脉置管好?

　　外周静脉留置针主要用于普通输液，时间短，风险小。深静脉置管一般用于需要快速大量输液或者化疗等对静脉刺激大的药物，留置时间长，风险相对大。若手术风险小，可考虑外周静脉留置针。若手术风险大，有大出血风险或者术后需要大量输液，建议深静脉置管。

⑰ 使用外周静脉留置针时，应如何配合？

（1）穿刺的部位尽量配合医生做到无菌。在注射前洗手、洗脸时应注意穿刺部位，保证皮肤干燥和皮肤洁净，切勿弄湿局部。

（2）不可自行抓挠输液贴或自行拔针。

（3）不可随意调节静脉输液的输液滴速。

（4）注意穿刺部位的保护，避免肢体活动剧烈或用力过度而引起穿刺部位的感染。

（5）穿刺部位如有红、肿、热、痛等感觉，要及时告知医生和护士。

（6）穿刺过程中或穿刺过后如有不适，例如神经刺激痛等临床症状，需及时通知医护人员。

⑱ 使用深静脉置管应注意哪些问题？

（1）穿刺后 24 小时内，穿刺侧手臂减少活动。

（2）伤口停止出血前减少活动。

（3）避免提重物、举高、用力甩肩膀等活动。

（4）不能用于 CT 或磁共振等检查的高压注射。

（5）携带管可以沐浴，但应避免盆浴、泡浴。淋浴前应用塑料保鲜膜在置管处包绕 3 周，淋浴后需及时检查有无进水，如有需及时更换。

（6）若出现伤口、手臂红肿热痛或活动障碍，导管漏气、漏水、脱出、折断，输液时有疼痛，输液停滴、缓慢等，需引起重视。

⑲ 术前为什么要安置尿管?

很多在医院住过院的患者都知道,在部分手术之前,是需要插尿管的,但是插尿管的过程很是煎熬,而且橡胶尿管插在尿道里面使人不舒服。那么,手术前为什么要插尿管?

·便于手术操作,防止膀胱损伤

通常情况下,盆腔和涉及下腹部的手术都是需要提前给患者插尿管的。这是由于在手术过程中,膀胱有可能会处于充盈状态,会使手术的视野被遮挡,影响手术的进程,甚至可能会使膀胱损伤。

·防止尿潴留

一些较为大型的手术需要进行的时间较长,加上患者全身麻醉,无法自行小便,不插尿管就有可能导致患者膀胱涨破。

·防止尿液污染手术台

在手术过程中,由于麻药的效果会使得膀胱括约肌松弛,使尿液从膀胱中不自主地流出,容易使手术台受到污染。

⑳ 安置尿管时遇到尿道狭窄怎么办?

若安置尿管时遇到尿道狭窄,可采用以下措施。
（1）更换直径较小的导尿管。

（2）行尿道扩张。

（3）膀胱造瘘。

21 哪些患者需要术前安置胃管、营养管?

一般而言，肝脏手术、胃肠道手术以及时间较长的手术，术前建议插胃管。胃管主要用于排空胃中液体，减少麻醉中误吸的发生。腹腔镜微创手术或部分大手术在手术之前不再常规留置胃管。其出发点在于，留置胃管会对大部分患者造成较大痛苦，如果手术没有影响到胃肠道排空功能或手术时间短，术后患者能快速下地活动甚至进食，完全没必要留置胃管。即使手术时间较长，也可以在手术结束后立刻拔除胃管。

需要进行肠内营养支持治疗的患者一般需安置营养管。例如：食管癌伴进食梗阻、胃癌伴幽门梗阻的患者。

22 术前安置胃管、营养管有何意义?

术前安置营养管的意义

胃癌术前需要给患者安置一根从体外通向肠内的管子，最常见的是鼻空肠营养管，即从鼻进入将营养管置入空肠，目的是提供肠内营养支持。胃癌术后胃肠功能未恢复之前，患者不能通过进食获得营养，因此需要给予营养支持。通过营养管予以肠内营养可以加快患者术后营养状态的恢复，预防和治疗胃癌根治术后胃瘫，加快患者恢复，缩短住院时间，减少费用等。

· 术前安置胃管的意义

胃管其实就是一根连接胃与人体外部的管子。连接有负压吸引瓶的胃管可以将胃肠道的液体、气体引流到体外。术前插胃管，可以避免胃肠积液、积气给手术带来的操作和视野上的限制，为手术创造更多的空间。术后，胃管引流出胃肠内液体（如胃液、残留的血液）、气体，能减少对吻合口的刺激，减轻胃肠道内的压力，有利于术后吻合口的愈合和胃肠功能的恢复。术后胃管还有一个重要的观察作用，可以根据胃管引流物的性质，判断术后并发症的发生，以针对可能的病情及时做出相应的处理。另外，除了上述将胃肠内液体、气体引流到体外的作用，当然也可通过胃管向胃腔灌注液体，达到治疗的目的，如对胃出血的患者灌注低温水进行止血、向胃内灌注洗胃液进行洗胃等。

㉓ 术前呼吸道雾化的作用是什么？

胸部手术尤其是肺部手术，围手术期雾化很重要，特别是对有慢性气道炎症或长期吸烟的患者而言。术前雾化的作用有以下几点。

· 有利于术后的排痰

有慢性气道炎症或长期吸烟的患者，术后痰液较多且黏稠，经过术前的雾化，气道的排痰功能得到了加强，且痰液得到稀释，容易排出。

· 减少术后肺部的感染

雾化除了湿化气道，促进排痰外，还可以减少气道和肺部的炎症发生，预防感染。

减少术后肺不张

术前雾化可促进术后排痰，减少气道机械性梗阻的发生，进而减少肺不张的发生。

减少气道痉挛，缓解呼吸困难

雾化可以舒张支气管，减少小气道痉挛引起的气促或呼吸困难。

24 术前如何保证良好的睡眠?

创造良好的休养环境

医院的物理环境是影响患者休息的重要因素之一，环境中的温度、湿度、光线、色彩、空气、声音等对患者的睡眠和疾病的康复均有不同程度的影响。术前为使患者尽早休息，应保持环境的安全、安静、整洁和舒适，光线不宜过亮。在进食或排泄后保持适当、舒适的体位，使其安然入睡，提高睡眠质量。

减轻心理压力

术前患者充分了解手术过程以及术后注意事项，有助于解除后顾之忧，以积极的心态正确面对疾病。及时调节不良情绪，精神放松，是保证睡眠质量的关键。

药物辅助

必要时可根据医嘱使用镇静安眠药。

25 经期是否可以进行肿瘤手术?

除了急诊手术之外，一般不在月经期间安排手术。

因为女性处于月经期时，血液中纤维蛋白溶解系统活性增强，易引起出血量增多。一般情况下，人体凝血和抗凝系统处于平衡状态，既可使血液在血管内保持流动，又可使受损的小血管自行止血，不致出血过多。纤维蛋白原是一种凝血因子，月经期中，剥落的子宫内膜含较多的纤溶酶原激活物，导致纤维蛋白溶解作用增强，凝血机能差，容易出血。纤溶酶原甚至会分解已凝固的血纤维，而被分解的纤维蛋白降解物，一般不能再凝固，且其中一部分还有抗凝作用，会使凝血部位再次出血。

26 为什么要进行术前心理准备?

随着医学模式从生物模式到生物–心理–社会模式的转变，心理护理已经成为现代护理的重要内容之一。其对疾病的治疗和康复的作用越来越重要，是药物治疗不可代替的医疗手段之一。麻醉和手术作为一种应激源，无论种类、大小，常使人们产生强烈的心理和生理应激反应，出现神经–内分泌–代谢的综合性反应，干扰手术的顺利进行。术前患者心理焦虑状态为对外部危险的知觉反应，可被看作是自我保护特有的一种表现。

所以，术前适当焦虑反映了患者的正常心理适应功能，说明患者对面临的手术有充分的心理准备。但焦虑程度过于严重，会对手术起负面作用，因为过度焦虑会导致体内儿茶酚胺及肾上腺皮质特别是糖皮质激素分泌增加。糖皮质激素可抑制抗体形成，减缓伤口组织再生，减少淋巴细胞和嗜酸性粒细胞数目，最终导致患者对感染的敏感性增加以及伤口愈合减慢的不良后果。研究表明，心理应激反应愈强，患者的血流动力学波动愈明显。而有效的心理干预可以调节患者的心理环境，提高疼痛阈值，降低焦虑值。因此，要通过心理护理保持患者手术全过程中的良好心理状态，保证手术顺利。

㉗ 术前谈话的重要性体现在哪里？

为了维护患者和医院及医务人员的合法权益，贯彻新的《医疗事故处理条例》《中华人民共和国侵权责任法》有关精神，切实体现"以患者为中心，以质量为核心"的医学宗旨，尊重患者的知情权、选择权，进一步提高医疗质量，保障医疗安全，故制定了手术谈话制度。具体包括术前、术中、术后谈话制度。

术前谈话的目的是医生将患者的病情、即将实施的医疗措施、医疗风险和预后情况等客观地告知患者及家属或相关人员，并对有疑问的相关问题予以解答，使患者及家属了解并理解，对将要进行的手术治疗达成统一意见。

㉘ 术前谈话涉及哪些内容？

对每一位需要手术的患者，经管医生或手术主刀医生或第一助手必须用通俗的语言在术前向其本人及／或家属详细交代术前诊断、手术指征、手术日期、麻醉形式、手术方式、手术范围、术前准备及预防措施等。同时，还应详细介绍手术风险与利弊，术中和术后可能发生的意外、并发症及相应的处理措施，其他可供选择的诊疗方法，术中可能用到的高值及自费项目等。

一般而言，若有外院病理报告者，需经本院会诊，明确诊断。而在没有病理明确诊断的情况下，术前谈话只能根据术前临床特征及影像学表现来评估，术中可送检冰冻病理作为借鉴。手术指征往往是此次手术的首要原因，并需结合实际情况及患者和家属的需求进行考虑，同时需要排除手术禁忌。手术日期及麻醉形式通常比较明确，若出现特殊情况，如其他部位需进一步完善检查或发现手术禁忌，则需要延期手术或更改麻醉形式。初步拟定局麻手术的患者在术中由于手术进展情况也存在更改为全麻的可能。手术方式无疑是患者及家属最为关注的重点，对大部分患者而言，疾病来得突然，该接受什么手术无从知晓，此时的术前谈话就是最好的课堂及交流机会。

第三章
麻醉与镇痛

01 麻醉是不是只需要打一针就好了?

很多人说麻醉就是在手术室打一针就好了,其实并不是这样。麻醉医生制定麻醉方案和选择麻醉药物、方式时,需要根据患者的病史和现在的病症状况,使用合适的麻醉方式和麻醉药物,并对患者血压、心电做好实时监测,准备好意外情况的防治措施。围手术期输血、与手术医生的配合等,都需要麻醉医生全程的管理。有一句话说得好,手术医生在治病,麻醉医生在保命。

02 婴幼儿做麻醉前多久不能喂奶?

根据目前最新的《中国麻醉学临床指南与专家共识》,小儿麻醉前禁食的时间与食物的种类有关。比如,清水的禁饮时间是 2 个小时,母乳的禁饮时间是 4 个小时,牛奶以及配方奶的禁饮时间是 6 个小时,淀粉类固体食物的禁食时间是 6 个小时,而肉类以及脂肪类食物的禁食时间是 8 个小时。对于还在吃母乳的婴幼儿来说,只需保证手术前 4 小时没有进食过母乳即可。

03 吸烟对麻醉有影响吗?

吸烟人群在手术麻醉中出现心肺并发症的概率是正常人的好几倍。长期吸烟会导致肺功能储备比较差,一定程度上会影响手术患者摄入氧气以及氧气和体内废气的交换。此外,吸烟人群气道内的黏液分泌相对更多，向体外排出痰液的能力较差，患者出现术后肺部感染的可能性会更大一些。研究发现，术前戒烟 2~4 周，可以显著减少全麻术后肺部并发症的发生。

04 酒量大对麻醉有影响吗？

饮酒量大的患者，肝酶表达增加，麻醉药物代谢加快，需求量增加。因此，长期酗酒者在接受麻醉时的确需要比一般人更大的剂量。对于麻醉医师而言，手术中麻醉药物的剂量可以随时依患者的情况做调整。

05 服用激素对麻醉有影响吗？

长期服用大量的激素可能会导致电解质紊乱、骨质疏松、肥胖、对麻醉药物耐受性低、应激能力差等问题。在手术之前，患者需要告诉麻醉医师自己所服用的药物。麻醉医生会根据患者目前的状态综合评估，以便在术中可以对症处理。

06 心脏介入手术对麻醉有影响吗？术前需要注意什么？

冠脉支架术后的 6 个星期内，行外科手术发生围手术期心肌梗死或支架内血栓形成的风险最大，且这种高风险的状态一直持续至冠脉支架术后 6 个月。同时，很多患者会服用阿司匹林、氯吡格雷、华法林等药物进行治疗，而这些药物要停药 3~7 天才可以进行麻醉。临床上，麻醉医生会根据患者支架类型、病情、手术类型以及麻醉方法等进行综合评估，确保将风险降至最低。

07 1个月前刚刚因为脑梗死做过手术，对麻醉有影响吗？

在脑梗急性期溶栓治疗期间，除非是急诊救命性的手术，一般尽量避免实施手术和麻醉，以防止出现出血及脑梗病情加重。如果脑梗死的病情不严重，对患者影响较小，一定要在麻醉前完成术前检查，特别是血液系统检查、出凝血时间、纤维蛋白原等，确认无明显异常后方可以行低风险手术。脑梗死患者神经症状稳定6个月以上，可以选择椎管内麻醉。

08 睡眠呼吸暂停综合征患者一直使用无创呼吸机治疗，对麻醉有影响吗？

一般而言，有睡眠暂停综合征的患者舌头会更大一些，可能会影响麻醉操作。舌头容易堵塞呼吸道，术后有可能出现无法吸气、缺氧，严重者甚至出现心脏骤停。麻醉医生提前了解之后，应做好防护措施，备好抢救物品，一旦麻醉过程或术后出现呼吸道堵塞，可以及时处理。

09 若患者安装了永久起搏器，麻醉需要注意什么？

在安装了永久起搏器患者的手术过程中，麻醉医生需要监测心电图，以确认起搏器的功能是否正常，并且确保如果起搏器失灵，体外除颤仪/起搏器、体外复律磁极以及药品（阿托品、异丙肾上腺素）随时可用。手术电刀系统产生的电干扰可能会抑制起搏器发生器，如果术中需要使用电刀，应当保证电刀的负极垫尽可能远离脉冲发生器，且电刀电流尽可能保持在低水平，并使用短脉冲。此外，必须连续监测动脉脉搏波，以确保使用电刀期间有连续灌注。

10 尿毒症患者正在进行透析治疗，对麻醉有影响吗？

尿毒症患者存在酸碱失衡、电解质紊乱、凝血机制异常、血色素低、肾性高血压等一系列问题，给麻醉围术期用药、器官保护以及维持血流动力学稳定带来巨大挑战。因此，患者应该详细告知麻醉医生病史，配合医生在术前 24 小时行透析治疗，纠正水电解质失衡。

11 若患者为孕妇，麻醉对胎儿有影响吗？

目前，几乎所有的全麻药物都能通过胎盘，进入胎儿的血液。不过，尚没有明确的证据表明，全麻药物对胎儿具有毒性作用。结合孕妇的手术类型、孕期等因素，麻醉医生会根据实际的评估结果，尽可能选择对胎儿影响最小的区域麻醉或神经阻滞麻醉。如果必须行全身麻醉，麻醉医生也会通过选择不同药物，将对胎儿的影响降到最小。

⑫ 患者能自己选择麻醉方式吗?

部分手术可以采用多种麻醉方法，麻醉医生在了解、分析手术要求与患者具体情况之后，将会选择一种合适的麻醉方法，并告知患者，且进行必要的解释。如果患者对某种麻醉有自己的看法，可以对医生提出，医生会考虑患者的意见，并结合专业知识，制定安全、有效、舒适的麻醉计划。

⑬ 全身麻醉跟半身麻醉的区别是什么?

椎管内麻醉包括硬膜外麻醉、脊椎麻醉及二者的联合麻醉，是将局麻药注射到椎管内不同的层次，使麻醉平面以下失去感觉，所以又称半身麻醉。

全身麻醉是指手术中患者完全失去知觉和痛觉的麻醉方式。麻醉医生经静脉将麻醉药注入患者体内，待患者睡着后将气管导管插入气管，帮助呼吸并吸入麻醉气体。

⑭ 患者怕疼，能多用点麻药吗?

用多少麻药是麻醉医生根据每个患者和每种手术的具体情况制定出

来的，如果麻药用多了也会产生不良反应，甚至是危险。由于每个人对镇痛药效果的反应不同，麻醉已经很大程度上做到了个体化。此外，术后镇痛工作的开展，已经将患者术后的不适尽量降到了最低。

⑮ 麻醉药是通过鼻子吸入的吗？

全身麻醉一般分为两种，一种是吸入性麻醉，一种是全凭静脉麻醉。一般吸入性麻醉药，包括笑气和氟烷类，氟烷包括恩氟烷、异氟烷、七氟烷、地氟烷等。吸入性麻醉是指通过呼吸道将一定量吸入麻醉药吸入到肺部，继而进入血液，产生全身麻醉作用，达到麻醉目的的麻醉方式。全身麻醉还可以通过静脉输入。每种麻醉方式都有各自不同的优缺点，麻醉医生应根据患者综合情况和自身掌握的熟练程度选择不同的麻醉方式。

⑯ 麻醉是不是要做插管？有伤害吗？

在全身麻醉时，为了保证患者的安全，大部分患者需要行气管插管，以保证麻醉状态下气道通畅，不会由于痰液、胃肠道反流等导致呼吸道不同程度的阻塞，出现缺氧，危及患者生命。全麻患者也可以采取喉罩的方法进行全麻，不需做气管插管，但同样能保持呼吸道通畅。

气管插管之所以有危害主要是因为这是一种有创性的操作，操作过程中会造成口咽部黏膜的损伤，导致出血。当气管插管插入气道内时，会造成局部黏膜的挤压损伤。

⑰ 经常麻醉会不会对身体有影响?

多次反复全身麻醉,对人体并没有严重影响。因为麻醉药物一般4个小时就能代谢完全,所以并不会出现严重的后果。如果反复进行麻醉,有可能对神经会有一定的损伤,但是只要用药合理,即使有轻度的损伤,也可以很快恢复。

⑱ 儿童进手术间不配合怎么办?

很多小孩子,特别是学龄前儿童,进入手术间会产生恐惧感,他们可能根本不清楚医生在做什么,因此哭闹不休,干扰手术。为了保证患儿能够顺利地接受手术治疗,最好选择全麻手术。家长需要做的是,在手术前几天让孩子保持充足的睡眠和休息,补充营养,避免其受凉感冒和发烧,让孩子的身体处于最佳状态。在手术进行前,要进行一系列的检查,判断孩子的身体状况是否允许进行手术。为避免孩子过度紧张和恐惧,家长应全程陪护,注意安抚其情绪。

⑲ 半身麻醉之后是否容易腰酸背痛?

半身麻醉后的背痛发生率和全身麻醉相同,绝大部分可自愈。脊柱麻醉的药效通常在麻醉后2个小时开始减退,8小时后才能完全恢复所有知觉。若能在麻醉后6个小时保持平卧,且起床后多喝水,慢慢下床活动,一般不会有腰酸背痛的状况发生。

㉒ 麻醉过程中有哪些风险?

所有的手术和麻醉都有一定的风险,由手术方式、患者的身体状况,及是否合并其他系统严重疾病等多种因素决定。在手术过程中,麻醉医生要监测患者的心率、血压、呼吸、体温以及内环境平衡等一系列生命体征。对于不同年龄的手术患者,同样的疾病,外科医生的手术方式变化不大,但麻醉医生考虑的麻醉方案差别很大。只有小手术,没有小麻醉。不管任何一种麻醉方式,由于麻醉药固定的不良反应、病情的复杂性以及手术的不良刺激,不可预见性地可能会导致患者生命体征的剧烈变化,甚至危及生命。这些突发情况需要麻醉医生及时正确处理,才能保护患者生命安全。

㉑ 全身麻醉过程中会感觉到疼痛吗?

全麻过程中,麻醉医生会用到镇静镇痛药物,患者会丧失意识,完全昏睡过去,没有痛觉和其他任何的感觉,等醒来之后,手术也就做完了,就像是睡了一觉。为了保证麻醉的效果,全身麻醉期间会监测患者的心跳、呼吸、血压,根据变化适当地使用一些药物。在保证手术顺利的前提下,提高患者的舒适度。

㉒ 麻醉过程中患者有意识吗?

全身麻醉时,患者类似进入深睡状态,意识也进入深睡状态,无法听到外界声音，也感觉不到疼痛。这种影响在麻醉药物药效过去后即消失，不会影响记忆力。半身麻醉状态下，患者保持清醒，神经阻滞区域（已被麻醉部位）也并非没有了所有的感觉，触觉、压力及本体感觉等仍然存在，只是温度觉、痛觉等消失。由于进入手术室后，大多数患者会有不同程度的紧张，麻醉医生一般会给予适当药物使患者镇静入睡，因此不需要担心。

23 麻醉以后会变傻吗？

很多人都担心麻醉药会影响智力，特别是小孩，害怕对以后的学习有影响。其实，这是不必担心的。患者使用麻醉药期间，可能会神志不清、意识模糊，但麻醉药有个很大的特点——可逆性。所谓可逆性，就是麻醉药作用的器官，如大脑，在麻醉药代谢过后，会完全恢复它本来的功能。至今尚未发现有哪一种药物可以影响人数年甚至一生。目前常规使用的麻醉药，可以做到苏醒快，不良反应又尽量减到最小。

24 麻醉以后会导致药物成瘾吗？

成瘾和依赖并不是摄入和消化药物或食品导致的现象，而是药物/食物吸收后在大脑中的直接作用。麻醉后使用的阿片类药物能大大地缓解疼痛，平时手术以及术后镇痛等一次或偶尔使用，并不会导致成瘾。

㉕ 麻醉后切口会痛吗?

手术一般在麻醉下进行,是不会感觉到痛苦的。但是在麻醉药效过后可能会出现疼痛,尤其是伤口局部的疼痛,需要根据具体的手术情况,确定是否需要使用止痛泵来缓解疼痛的发生。一般情况下,采用止痛泵可以大大缓解疼痛。

㉖ 麻醉以后可以独立上厕所吗? 可以不插导尿管吗?

手术并不一定都要插尿管。如果手术时间比较长,患者在麻醉状态下无法自主解小便,就需要插导尿管。如果预计手术时间相对较短,则可以不插导尿管。但是临床上有部分患者在做完手术后,由于麻药影响自主排尿,所以在术后有可能会出现暂时性排尿不出,这种情况也需要及时插导尿管协助排尿。一般术后 2~3 天,患者自主排尿恢复,就可以及时将导尿管拔出。如果插了导尿管,术后一般要适当地多喝水,冲刷泌尿道,这样能够减少尿路感染的发生。

㉗ 麻醉后多久可以吃东西?

全身麻醉是指将麻醉药物通过呼吸道或静脉作用于人体,使得机体处于一过性意识消失状态的麻醉方式。全麻结束后,麻醉药的代谢需要一段时间,意识和机体功能恢复需要有一个过程,如腹部手术后,需要

等待胃肠功能完全恢复，排气以后才能进食。患者在麻醉后，通常是在
6 小时以后可以进食、饮水。但是如果是一些小的门诊手术，若患者在
术后 2 小时已经完全清醒，可以尝试少量饮水。但是对椎管内麻醉患者，
还是建议在术后 6 小时进食、饮水，避免脑积液渗漏。

㉘ 麻醉以后使用镇痛泵会影响伤口愈合吗？

手术后，麻醉医师会根据患者不同的情况采用不同的镇痛方式，这
些镇痛方法均不会增加伤口的感染率，也不会影响切口边缘组织的生长。
有效的镇痛还可以改善睡眠、增强术后免疫功能、利于患者咳嗽排痰、
提前下床活动等，从而加快术后康复，有效减少肺部感染、下肢静脉栓
塞等术后并发症。

㉙ 麻醉后会出现严重的恶心呕吐吗？

临床麻醉后，恶心呕吐是一种常见的并发症，对患者手术后的恢复
有一定的危害。无论是全身麻醉还是椎管内麻醉都可以引起恶心呕吐，
常见原因如下。

（1）麻醉因素：各种麻醉性镇痛药、吸入麻醉药的影响。另外，麻
醉诱导期间采用加压面罩给氧，致使气体进入胃部和肠管产生胀气也可
致恶心呕吐。

（2）患者因素：女性患者的发生率高于男性。

（3）手术因素：腹部手术和腹腔镜手术引起的恶心呕吐发生率较高。
针对各种情况，需要麻醉医生采取各种方式来预防恶心呕吐，比如使用
抗恶心呕吐药格拉司琼等。

30 哺乳期患者麻醉后，对哺乳有影响吗？

大多数麻醉药物在母体的清除率高，单次给药，乳汁中浓度非常小，对正常新生儿几乎没有影响，所以术后可立即哺乳。但对于个别宝宝来说，可能存在潜在的风险。比如，早产儿，已经存在呼吸问题的新生儿和婴儿，具有呼吸暂停、低血压或低肌张力风险的婴儿。这种情况下，在母体麻醉后，建议短暂中断母乳喂养（6~12小时）。

31 麻醉后对大脑发育有影响吗？记忆力会降低吗？

全麻中所使用的药物，尤其是麻醉性镇痛药、镇静药、吸入麻醉药等，均作用于中枢神经系统，从而产生相应的麻醉作用。所以说，麻醉过程其实就是对中枢神经系统即大脑的抑制过程。但是，由于这些药物在很短时间内就会被分解代谢，所以整个麻醉过程是可控和暂时性的，不会改变脑细胞的功能结构。随着药物在体内的代谢和消除，其作用也随之消除，不会产生持续的影响。因此，从麻醉药物这方面来说，目前全身麻醉后对儿童的大脑没有影响，"全身麻醉后记忆力会受影响""脑子会变笨"的顾虑是没有任何科学依据的。

第四章
术中相关问题

01 患者在手术室是否需要家属陪伴？

手术室是为患者提供手术的场所，要求最大限度地保持接近无菌的环境，以减少创伤感染。手术室具有严格的层流系统，需要尽可能地减少细菌及灰尘。手术室包括手术间、无菌准备间、刷手间、麻醉间和周围干净区域等不同区域。不同级别的层流手术室，空气洁净度标准不同，例如美国联邦标准 1000 级为每立方尺空气中 $\geq 0.5\mu m$ 的尘粒数 ≤ 1000 颗，或每升空气中 ≤ 35 颗；10000 级层流手术室的标准为每立方尺空气中 $\geq 0.5\mu m$ 的尘粒数 ≤ 10000 颗，或每升空气中 ≤ 350 颗，依次类推。手术室通风的主要目的是排出各工作间内的废气；确保各工作间必要的新鲜空气量；去除尘埃和微生物；保持室内必要的正压。

手术室有严格的工作制度和无菌要求。进入手术室的所有人员必须按照无菌技术操作原则，避免交叉感染。所以没有经过严格训练的人员，是不能进入手术室的。手术室还要严格限制人员的走动以及人员的数量。因此，患者家属在患者做手术的时候是不能进入手术室的。因为这可能会导致患者出现手术后的感染，造成严重的后果。所以患者在做手术的时候，请家属放心，在手术室外耐心等待即可。

02 哪些手术可以通过腹腔镜施行？

腹腔镜手术是近 30 年来发展起来的微创手术方法之一，目前已经非常成熟，也是未来手术发展的一个必然趋势。

腹腔镜手术的优点是非常明显的，首先是创伤很小，患者术后伤口疼痛明显减轻。其次，住院天数较少，从而使患者负担的费用大大减少。

一般来说，大部分普通外科的手术，腹腔镜手术都能完成。如阑尾切除术、胃或十二指肠溃疡穿孔修补术、疝气修补术、结肠切除术、脾切除术、肾上腺切除术，还有卵巢囊肿摘除、宫外孕手术、子宫切除等，随着腹腔镜技术的日益完善和腹腔镜医生操作水平的提高，大部分外科手术都能采用这种手术方式。

腹腔镜常用于以下手术中。

（1）肝胆系统手术：如胆囊切除术、胆总管切开取石术、肝脏切除术、肝囊肿开窗引流术、肝脓肿引流术、胆肠内引流术。

（2）脾胰疾病手术：如脾切除术、脾囊肿开窗引流术、胰腺假性囊肿内引流术、胰腺部分切除术。

（3）胃肠外科手术：如胃大部切除术、迷走神经干切断术、阑尾切除术、溃疡病穿孔修补术、胃减容术、肠粘连松解术、结肠直肠肿瘤切除术。

（4）泌尿系统疾病手术：如肾切除术、肾上腺切除术、输尿管切开取石术、肾盂成形术、膀胱憩室切除术、肾囊肿开窗术。

（5）妇科疾病手术：如子宫切除术、子宫肌瘤剜出术、卵巢囊肿切除术、宫外孕手术、输卵管手术、不育症探查、盆腔清扫术。

（6）其他：如腹股沟疝修补术、大隐静脉曲张交通支结扎术等。尤其是在腹股沟疝手术中，应用腹腔镜可以大大降低手术的复发率，适用于小儿疝气、中老年人疝气及身体孱弱的疝气患者。

03 胸腔镜手术能否将肿瘤切除干净？

胸腔镜手术经过三十来年的发展已经非常成熟，目前 90% 以上的胸外科肿瘤都可以通过胸腔镜切除。经过多年的研究发现，通过胸腔镜能够将肿瘤完全切除干净。

胸腔镜是一个放大的视野，能够将里面的结构看得非常清楚，甚至比开放手术看得更加清楚。尤其是在清扫淋巴结的时候，胸腔镜手术会比开放手术清扫得更加完整，淋巴结切除更加干净。比如说食管手术，开放手术受到切口的限制，尤其是胸前的上部和下部看得不清楚，或者器械不够长，够不着。但是胸腔镜手术就不存在这样的问题，上达胸膜顶，下达膈肌，都可以清楚看见，所以能够完整地切除肿瘤。在清扫淋巴结方面，食管癌患者需要清扫淋巴结双侧的喉返神经旁淋巴结，胸腔镜下可以清楚暴露，但是开放手术就达不到这个效果。一般的肺部手术都可以采取胸腔镜切除，甚至是高难度的手术，经过多年的训练，外科医生也能够在胸腔镜下顺利完成。比如说动脉成形、支气管成形等，都可以在胸腔镜下完成。所以不必担心胸腔镜能不能把肿瘤切除干净，事实上，胸腔镜不仅可以把肿瘤切除干净，而且切除的效果不比开放性手术差，在淋巴结清扫方面甚至比开放性手术更好。应用胸腔镜做肺部手术的优势非常大，因为胸腔是由肋骨围成的，肋骨和肋骨之间的间隙非常小，如果做开放性手术，必然要造成很大的损伤，但是胸腔镜只要做几个小切口就可以完成大手术。

04 腹腔镜手术有转为开放性手术的可能吗？

腹腔镜手术具有创伤小、恢复快、痛苦轻、治愈率高等优点，随着微创外科迅速发展，腹腔镜作为微创外科的代表，在外科领域被广泛应用于许多病种和手术，受到患者欢迎，而且随着科学技术的不断进步，手术器械持续改进创新，腹腔镜的施展空间将会越来越大。

腹腔镜手术有转为开放性手术的可能吗？当然有可能，不是所有的手术都能在腹腔镜下完成。以下情况就不适合腹腔镜手术。

（1）盆、腹腔巨大肿块：肿块上界超过脐孔水平或妊娠子宫大于16

孕周、子宫肌瘤体积超过孕 4 月时，盆、腹腔可供手术操作的空间受限，肿块妨碍视野，建立气腹或穿刺均可能引起肿块破裂。

（2）弥漫性腹膜炎伴肠梗阻：由于肠段明显扩张，气腹针或套管针穿刺时易造成肠穿孔。

（3）缺乏经验的手术者。

（4）严重的盆腔粘连：多次手术，如肠道手术、多发性子宫肌瘤剥出术等，会造成重要脏器或组织周围致密、广泛粘连，如输尿管、肠曲的粘连，在分离粘连过程中，可能会造成重要脏器或组织的损伤。

05　手术切口缝针越少越好吗?

在临床中，经常会有患者问手术缝了多少针，也有很多患者和家属在病房里互相比较伤口缝了多少针。那么是不是手术切口的缝针越少越好呢？这个问题对外科医生来说，是一个非常简单的问题。因为做手术不仅仅只是在皮肤，最重要的其实是里面内脏器官的手术情况。里面患者是看不见的，只有外科医生才知道，那么展示给患者及家属的只有手术切口。所以手术切口在外科医生看来是不太重要的地方，但却是患者和家属唯一看得到的地方，而且是他们认为最重要的地方之一。手术切口以前都是用丝线在外面缝合，现在常用可吸收线做皮内缝合，不留线在外面。这样手术之后的瘢痕会很小，更加美观。而且腔镜手术越来越多，手术的切口本来就非常小。所以，手术切口的美观性也越来越好，不像以前做开放性手术的时候，伤口非常大，愈合后像个蜈蚣一样。

06 肿瘤切除后用什么修复和重建？

肿瘤的手术需要切除器官或者器官的一部分，那么手术切除之后是如何修复和重建的呢？首先，有一部分肿瘤切除之后是不需要重建的。比如简单的肺部手术，只需把肿瘤切除，结扎动脉、静脉，缝合支气管。当然，复杂的肺部手术也是需要重建的，比如支气管手术，切除之后需要用线做端端吻合。最常见的需要重建的手术是消化道手术。比如手术切除了食管、胃或肠子之后，需要重建消化道，一般重建的方法就是用消化道自身结构进行吻合，吻合的方法有很多。还有很多手术需要重建，比如颌面部的手术，手术之后，可能会需要用身体其他部位的皮瓣来进行转移修复。再比如乳腺的手术，术后可以放假体进去，进行重建修复。目前组织工程技术越来越进步，有越来越多的人造结构，甚至有人造血管，可用来替换人体某一段被肿瘤侵犯的血管。重建和修复的目的都是为了更好地恢复手术之前的功能，从而提高患者的生活质量。

07 手术切除的范围是多大呢？

手术切除的范围对于不同的手术是不一样的。一般来说，对于恶性肿瘤而言，要保证手术的切缘没有肿瘤，需根据肿瘤大小及淋巴结扩散程度来决定手术切除的范围。所以不同的器官切除的范围是不一样的，比如胃癌手术，要将距离肿瘤5cm以内的部位切除。但有时候不需要这么大的范围，因为有的器官不能做大范围的切除，只要保证切缘阴性，没有肿瘤，有0.5~1cm以上的距离就足够了。此外，手术切除的范围是根据肿瘤根治的标准来决定的。要达到根治的目的，除了把肿瘤切除之外，一般还要做区域淋巴结清扫。临床需根据淋巴结引流的区域，做不同范围的淋巴结清扫。

所以说肿瘤的切除范围，其实是根据肿瘤的性质来决定的。有的肿瘤恶性程度高，那么切除的范围就要大一点；有的肿瘤恶性程度低，那么只要保证切缘阴性就可以了。

⑧ 区域淋巴结清扫的原理是什么？为什么术后会出现肢端水肿？

通俗地说，区域淋巴结就像是运送淋巴液的管道，淋巴结清扫手术就是将这些管道都拆除。所以手术后，肢体远端的淋巴液无法像以前一样通过管道引流。这些淋巴液聚积在肢体远端，就造成了肢体远端的肿胀。上肢的肿胀常常表现为用力、活动或长时间下垂后上肢肿胀；下肢的肿胀常常表现为行走后肿胀加重、晨起时肿胀减轻。如出现上述情况，可以前往专业的淋巴水肿门诊就诊。

⑨ 切下来的肿瘤组织能不能给家属看？

切下来的肿瘤组织可以给家属过目，可以使患者家属对手术有一个直观的了解。一般在手术室有一个谈话窗口，可用于查看手术切除标本。但是偶尔未能及时叫到家属，会错过查看的时机。

⑩ 术中能不能马上知道肿瘤是良性还是恶性?

对于肿瘤手术来说,这是最让人关心的问题之一。这个问题其实是能够解决的,因为现在有快速冰冻检查。快速冰冻检查就是在手术过程当中,将手术切除的肿瘤标本送去病理科做快速的检验。病理科医生一般会在半个小时左右就将结果反馈给手术室的医生。所以等手术结束的时候,家属就能知道肿瘤是良性还是恶性。

快速冰冻切片要在如此之短的时间内做出诊断,难度相当高。再加上取材有局限性,制作切片的质量也不如常规石蜡切片高。因此,冰冻切片的确诊率比常规切片低,有一定的延迟诊断率和误诊率。一般来说,快速冰冻可以达到95%的准确率。

⑪ 术中冰冻活检的意义是什么?

术中快速冰冻活检制作过程较石蜡切片快捷、简便,能在短时间内做出较明确的病理诊断,具有"快和准"的特点和优势,确诊率相当高,现在已经被广泛应用于各脏器肿瘤的手术病理诊断中,如肺肿瘤、乳腺肿物、消化道肿瘤、甲状腺肿瘤、女性生殖系统肿瘤等。

病理医师一般在接到标本30分钟左右做出标本的快速诊断。如果诊断为恶性肿瘤,就可以直接根据结果选择手术方式及范围,优化手术方案,从而有效地避免了二次手术及损伤。

快速冰冻切片主要用于下列几种情况。

(1)确定病变是否为肿瘤。

(2)判断肿瘤的良恶性。

（3）了解肿瘤是否播散到邻近淋巴结或脏器。

（4）确定手术切缘有无肿瘤浸润，以明确手术范围是否足够大。

（5）帮助识别手术中某些意外，以及确定可疑的微小组织（如甲状旁腺、输卵管或输精管等）。

⑫ 术中冰冻活检有什么缺点？

术中冰冻病理诊断的目的是快速判定病变组织的良恶性，为手术医生制定或修订手术方案提供依据和参考。

快速诊断是术中冰冻病理的主要优势和特点。但因受限于时间、技术流程等原因，与手术后常规病理诊断相比，术中快速冰冻病理检查有其局限性，主要原因包括：①冰冻病理取材是病理医生肉眼判断下的抽样取材，无法全取，可能出现漏诊。②疑难和肿瘤性质为交界性的病例的冰冻切片诊断困难，术中冰冻病理诊断无法给出明确的性质和程度的判断。③术中冰冻切片切的是新鲜组织，由于技术和时间限制的原因，诊断的精确度和准确率会受到影响。

因此，术中冰冻活检也有其不适用的情况，包括：①脂肪组织、骨组织和钙化组织发生的肿瘤。②过小的标本（检材长径 < 0.2cm 者）。③疑为恶性淋巴瘤或需要依据核分裂象计数判断良恶性的软组织肿瘤。④主要根据肿瘤生物学行为特征而不能仅依据组织形态判断良恶性的肿瘤。

理论上，术中冰冻病理的诊断正确率无法保证100%准确，但通过病理诊断质量控制，实际上术中病理诊断失误率还是比较低的，一般在5%以内，所以失误是小概率事件。术中冰冻活检是世界范围内比较通行的且可靠的术中判断组织病变性质的病理诊断技术。

⑬ 术中为什么要放置引流管、引流条?

外科医生进行手术操作之后,人体会渗出不同量的液体,部分是血液,部分是淋巴液,甚至有一部分是细菌污染的液体。渗出来的液体是需要引流到体外的,这样才能减少手术之后的炎症,这是一个目的。另外,还有一个目的是放置引流管可以观察手术区域有没有出血,有没有吻合口瘘等术后并发症。一旦有并发症发生,引流管、引流条还可以将污染的液体引流到体外,最大程度地减少炎症反应,保障患者的安全以及创口的恢复。

手术中放置的引流管、引流条都是非常重要的,不能自行拔除,必须要由医生来拔除。

⑭ 植皮手术可否使用动物皮或人造皮?

植皮手术是针对皮肤问题的美容手术,一般会在自身健康皮肤处取下一部分皮肤,用来覆盖切除瘢痕的区域,对于大面积瘢痕组织或者局部文身不易清洗掉的情况比较有效。手术后,伤口周边会有缝合的印记,取皮的部位会留有瘢痕。如果选择皮肤状态很接近的皮肤植皮,加上缝合技术很好,皮肤成活,比之前的瘢痕要美观很多。所以术前的判断和手术效果预期一定要提前确认好,以免移植后达不到理想的效果。植皮手术主要适用于烫伤、烧伤等各种情况留下的瘢痕。

目前,动物皮或人造皮都不适用于植皮手术。因为动物的皮跟人的组织会有排斥反应,所以不适合用于人体植皮。而人造皮贴在皮肤表面是不能跟组织融合在一起的。

⑮ 植皮手术是不是"挖东墙补西墙"？

对于面积较大的瘢痕，可以选用植皮手术。植皮必须在患者自己身体上取皮，植多大的皮，就要取多大的皮。植皮手术效果可靠，但是也有皮片颜色差异、瘢痕挛缩等缺点。如果瘢痕不大，也可以采用皮瓣手术或皮肤扩张器手术，效果更好，但技术要求更高。

植皮是不是"挖东墙补西墙"？这个比喻是有点类似的。由于烧伤或者肿瘤手术切除，往往皮肤会有一块缺损。有缺损的皮肤部位的伤口往往会长不好，所以需要做植皮手术。植皮手术一般会取大腿或者臀部的皮肤贴合在伤口表面，就是将皮肤（含表皮和部分真皮）"搬家"。

⑯ 心脏循环系统监护包括什么？有什么意义？

心脏循环系统监护包括心率和心律的监护、血压及中心静脉压监护、外周阻力与体温监测、尿量监护、血液的理化性状监护等。

·心率和心律的监护

心率过快或过缓、心律失常最终都导致心输出量减少，心肌和全身各组织脏器缺血、缺氧。术后患者常因手术创伤、发烧、缺氧、失血、电解质紊乱等并发心动过快或心动过缓、心律失常，甚至心搏骤停。因此，利用心电监护仪持续、动态、快捷地监测心率及心律变化，是及时发现异常的重要措施。

·血压及中心静脉压监护

维持血压的目的在于保证组织的血流灌注。术后患者由于心功能差，须保持平均动脉压在 70~90mmHg 之间，血压过低会影响冠状动脉及全身组织脏器供血，血压过高则会增加心脏负担。因此，准确监测患者每一瞬间血压，结合中心静脉压监测，对临床输液速度、输液量以及临床用药和用药速度均有指导性意义。定时用袖袋测压，与监护仪上的数据进行比较。若监护仪上的数据与患者病情不符合时，应及时检查监护仪的运转是否正常。

·外周阻力与体温监测

外周阻力和体温增高都会使心脏做功增加，耗氧增多，心脏负担明显加重。因此，术后持续准确监测患者的肛温是判断术后早期复温，防止复温后体温过高行降温的依据。同时，结合患者的肢端温度与直肠温度差，可判断患者的外周阻力大小，评判血管活性药的作用。

·尿量监护

在肾功能正常的情况下，每小时尿量是判断循环状态的简单而有效的方法，同时也是补钾的重要依据。如果尿量偏少或无尿，可根据血钾及中心静脉压等情况调整治疗方案。因此，准确记录每小时尿量对术后患者来说显得非常重要。

·血液的理化性状监护

血液循环的最终目的是向全身组织提供养分和清除废物，血液是提供和携带这些物质的媒介物。因此，在进行循环系统监测时，必须同时监测血液物理和化学性状，力求使其达到理想的范围，以充分发挥功能。

总之，术后循环系统临床监护是多方面的。要充分利用一切可以利用的仪器帮助监护，但也不能忽视病情观察，应注意鉴别仪器因故障而提供的假信息。很多临床变化并不能在监护仪上反映出来，只有医护人员根据仪器提供的数据和波型，结合患者的临床表现和检验结果，运用医学基础知识和临床经验进行综合分析和判断，准确、及时处理，才能真正达到监护目的。

17 呼吸系统监护包括什么？有什么意义？

呼吸系统监护包括呼吸监测、呼吸道管理等。

呼吸监测

观察呼吸频率和深度，两肺呼吸音是否对称，属于哪种呼吸方式，以及口、唇和甲床的发绀程度。要鼓励患者尽可能做腹式呼吸。同时使用无创血氧饱和度仪监测，动态观察末梢氧气的供给，及时掌握组织的氧输送情况。根据氧饱和度情况定时做血气分析，观察有无酸碱失衡、有无呼吸衰竭及其类型和严重程度。

呼吸道管理

术后患者应保持呼吸道通畅，及时清除呼吸道分泌物。意识障碍者应更加严密观察和护理。鼓励清醒患者自动咳嗽、咳痰，并加强超声雾化吸入。在病情允许时，鼓励患者尽量采取提高潮气量的姿势，经常翻身和拍打背部，胸腹大手术后尽早采取半卧位。

此外，还应保持病房的温度和合适的湿度，给氧气加上湿化器，湿化气道可稀释痰液，刺激咳嗽，预防管道梗阻。

18 中枢神经系统监护包括什么？有什么意义？

脑是调节身体各器官的中枢，身体各脏器功能的病变，水、电解质平衡的紊乱，代谢紊乱或急性中毒均可迅速累及中枢神经系统，致使脑受到损害甚至衰竭。因而早期进行脑功能的监测，及时采取有效措施保护脑，防止脑部缺血、缺氧的发生和发展，是促进中枢神经功能恢复的重要一环。对中枢神经系统损伤的患者加强监测，可以促进患者康复。中枢神经系统监护包括意识、瞳孔、生命体征和颅内压监测。

（1）意识：观察患者意识障碍的程度和持续时间等。意识反映了大脑皮质和脑干网状结构的功能状态。

（2）瞳孔：观察瞳孔是否散大、缩小，双侧是否等大等圆，光反射是否正常。瞳孔的变化提示颅脑损伤的情况，可了解受伤脑在哪一侧并估计预后。

（3）生命体征：观察呼吸、血压、心率、体温等变化。生命体征对颅内继发性颅脑损伤的反映以呼吸的变化最为敏感和多变。

（4）颅内压监测：颅内压指颅内容物对颅腔壁产生的压力，以脑脊液压力为代表。监测颅内压对于病情的判断、指导手术、确定手术、抢救生命以及判断预后都至关重要。

第五章
术后监护

01 监护病房和普通病房有什么区别?

监护病房是专门收治危重病症患者并给予精心监测和精确治疗的病房，是急救医疗体系的重要组成部分之一。监护病房一般具有各种监护设备，如心电监护、呼吸机、动脉监测仪、除颤仪、血气分析仪等，可以处理各种危重患者的抢救及日常治疗、护理。一般配备更多的医护人员，护士与患者的配比大大高于普通病房。而普通病房适合于常规的住院患者，平时不需要很多监护设备，只要普通的常用设备就可以了。普通病房的医生、护士都是专科的，专业化会比较明显，而监护病房的医生、护士一般没有专科医师专业，以重症监护为主。所以，日常普通治疗在普通病房会更合适，专业医生、护士会提供专业的治疗，而危重症患者适合于监护病房。

02 术后监护有哪些项目?

手术后监护措施包括生命体征监测、体液平衡监测、中心静脉压监测、微循环监测以及其他项目的监测，旨在及时了解术后患者机体功能及病情变化，以便采取相应护理措施。

术后监护根据不同的疾病有不同的等级，比如在术后恢复室的监护、病房的监护、术后短期内重症监护室（ICU）的监护以及疾病恢复好转之后的监护。一般术后监护项目如下所示。

（1）生命体征监测：每30~60分钟测量并记录一次血压、脉搏、呼吸频率，直至基本情况平稳。如病情不能稳定应送至重症监护室，持续进行心电监测，随时观察心率、血压、血氧分压、呼吸频率等生理指标变化。如有气管插管，应及时吸痰。

（2）体液监测：对于大手术患者，术后应详细记录液体入量、失血量、尿量、各种引流液量，以评估体液平衡情况并指导补液。病情危重者，应观察每小时尿量。

（3）中心静脉压监测：中心静脉压可反映心脏泵血能力、静脉回心血量以及容量血管紧张性大小，它还是控制输液量及输液速度的重要指标。时间较长的大手术在术后早期应监测中心静脉压。患者如有心肺功能不良，可采用 Swan-Ganz 导管监测肺动脉压、肺毛细血管楔压及混合静脉血氧分压等。

（4）微循环监测：通过监测微循环可推测机体器官血液供应和氧供，及时有效调整治疗方案，利于术后恢复。微循环状态主要通过观察体温、尿量、口周，及肢端末梢如甲床的色泽、充盈时间等进行判断。有条件时，还可测定胃黏膜表面 pH 值。

微循环状态与平均动脉压、代谢性因素、自主神经平衡性、周围血管阻力及顺应性等因素有关。

（5）其他监测：应根据不同病种及手术情况而定，颅脑手术应监测颅内压及苏醒程度，胰腺手术应定时监测血糖，血管疾病术后应监测末梢循环状况等。

⑬ 哪些患者需要进行术后监护？

一般来说，大手术、全麻的手术，一些危重患者、高龄患者，或者有严重的并发症、心肺功能不全的患者都是需要术后监护的。监护有很多项目，比如心电监护，不同的手术术后心电监护的时间也不一样。一般非全麻的手术，且手术过程顺利的，监测 6~8 个小时就可以了；全麻手术的患者，时间就要长得多，需要监测 24 小时以上。如果是一些大型手术，如心脏手术，心电监护的时间可能需要1周以上。需要注意的是，手术过程是否顺利是术后是否需要心电监护以及监护时间长短的重要参考依据。比如腹部创伤手术、脾切除术等，因有大量腹腔内出血，手术中可能会出现休克等状况，就算是非全麻手术，术后的心电监护时间也应延长。

04 术后监护会增加患者痛苦吗?

术后监护不会增加患者痛苦。术后监护的目的是保障患者手术之后的安全，促进患者恢复。术后患者一般需要使用监护仪监测患者的生命体征。术后短期应观察患者手术伤口有没有渗漏出血，如果术后有出血，监护仪能及时监测到患者血压的降低，医生可以及时处理。大部分仪器的监护都是无创的，即使有创的监护，也是短期内使用，不会造成患者更多不适。比如对于糖尿病患者，如果不进行血糖的监测，高血糖时可能会造成患者昏迷，所以定期测血糖是必须的。测血糖可能会有一点痛，但不会造成很大的创伤。

05 术后监护会增加交叉感染的概率吗?

术后监护一般不会增加患者交叉感染的概率。术后监护大部分是仪器监护及引流等观察。仪器监护，如体温、心电监护等，都是不会造成感染的。其他的监护，如观察引流管的引流情况，更不会造成感染。此外，血液化验等抽血检查项目都是无菌操作，且均为一次性材料，不会造成交叉感染。术后监护大部分是无创的，且医务人员在进行监护的时候都是非常注意无菌原则的，会及时消毒或洗手，故一般术后短期内很少发生感染。

06 术后监护的患者及家属与医务人员应如何配合？

术后监护的目的是促进患者早日康复，观察术后可能出现的并发症及危险情况，及时采取应对措施。所以，术后监护是非常重要的。

首先，患者及家属需要听从医务人员的安排。经过多年的临床工作，医务人员对各类并发症都有丰富的临床经验。医务人员会在术前、术后进行手术康复相关的宣教，要认真听讲，然后根据讲解的内容协助术后监护。在恢复过程中，如有异常情况，请及时告知医师或护士。切记不要经常更换陪护人员，否则医护交代的注意事项容易在交替中遗漏，不利于患者恢复。

其次，患者身上的监护仪器及引流管对患者具有重要治疗或监测意义，需要医务人员评估后才能拔除，不能因为不适就盲目拔除。若有不适，建议联系医生进行调整。

总之，术后患者及家属要配合医务人员，才能更好地促进患者康复。

07 肿瘤患者术后发生呼吸衰竭，怎么救治？

呼吸衰竭是指各种原因引起肺通气和（或）换气功能严重障碍，不能进行有效的气体交换，导致缺氧伴（或不伴）二氧化碳潴留，从而引起一系列生理功能和代谢紊乱的临床综合征。

一旦肿瘤术后患者出现呼吸衰竭，首先要保证基本的生命体征，进行合理及时的氧疗，气管插管、呼吸机辅助通气都是十分必要的。后续再及时分析病情、查找原因，针对造成呼吸衰竭的病因进行有效治疗。

气管插管的适应证：常规吸氧纠正不了的缺氧；肺部有严重感染；

抗肿瘤治疗后出现了各种并发症，且同时存在难以纠正的呼吸衰竭。还有一些晚期肿瘤患者，为了争取和亲人有更多的相处机会和时间，也可选择气管插管来延长患者的生存期限，成为保障患者生存权益的一个重要途径。

第六章
术后注意事项

01 术后能睡枕头吗?

麻醉术后 6 小时不能睡枕头,要去枕平卧,避免头部抬高,头可以偏向一侧有利于吐出口腔分泌物和呕吐物。全麻手术后比较常见的并发症是反流、误吸、头痛和呼吸道梗阻。手术后可能导致患者血压不稳定,太早睡枕头可能引起脑缺血,表现为术后头晕头痛、恶心呕吐。如果有恶心呕吐,要及时把头歪向一侧,防止吸入性肺炎。6 小时后,若麻醉恢复正常,可以采取半卧位或垫枕头,促进呼吸功能的恢复。

02 术后睡觉采用什么体位好?

术后体位要根据麻醉方式和手术情况来定,要有利于患者咳嗽排痰,防止呼吸道梗阻,防止引流管受压、扭曲而堵塞。一般来说,术后的体位选择包括:①全麻未清醒的患者,应去枕平卧、头偏向一侧。②蛛网膜下腔麻醉患者,应保持平卧或头低位 12 小时。③硬膜外麻醉及局麻患者,可根据需要安置卧位。④头颅手术后,如无昏迷,可取 15°~30° 头高脚低斜坡位。⑤颈胸手术后多采取高坡卧位。⑥腹部手术后多采取低半坐位。⑦脊柱或臀部手术后,可采取俯卧或仰卧位。⑧休克患者,应采取下肢(床脚)抬高 20°,头部和躯干同时抬高 5° 左右的体位。

03 术后可以翻身吗?

如果患者做的是局部麻醉的小手术,做完手术之后是可以翻身的。

全麻手术的患者在术后 6 小时内，要去枕平卧，不可以翻身，6 小时以后可以翻身，但要控制好频率。翻身时，要注意不要压迫患者的手术切口、引流管等。特殊类型的手术，如骨折内固定手术、关节置换手术、脊柱手术、肾脏部分切除手术等，翻身的时机和方法要咨询手术医师，并可以请护士一起协助翻身。

04 术后切口需要每天换药吗?

术后切口不需要每天换药。术后切口的换药频率要根据切口的清洁程度和愈合情况来定，过于频繁地换药并不能促进伤口愈合。大部分外科手术切口是一期缝合的清洁切口，根据渗液多少 1~3 天换药。若切口感染渗液不多，肉芽组织新鲜，应每日或隔日换药；若渗液较多，伤口较大、较深，则需要每日一次甚至多次换药。术后恢复过程中，要注意观察伤口的愈合情况，特别是有无红、肿、热、痛等感染迹象，对于可疑化脓的伤口，要及时换药。

05 术后切口渗血需要处理吗?

手术后切口少量渗血是正常现象，可以请医师查看并换药，保持切口敷料干洁。如果渗血量大，则需要及时处理，可以局部使用无菌敷料进行压迫处理，或者重新进行伤口部位的缝合止血。术后 3 天以上仍然有渗血，要考虑伤口感染和炎症的可能性，需要请医生查看切口，加强换药。如果切口血肿感染，可以将伤口拆线，及时清创引流，同时使用碘伏、过氧化氢等药物进行伤口部位的消毒处理。

06 术后切口不盖纱布会引起感染吗?

如果切口已经完全拆线,是不需要盖纱布的。如果切口没有拆线,可以用比较薄的纱布进行覆盖,但注意用的纱布不要过多,不然可能会造成局部汗液增多,会影响到伤口的愈合。目前临床上应用较多的液体敷料喷涂后会在伤口表面形成保护膜,也可以不盖纱布。对于渗液较多的感染伤口,是要用多层纱布覆盖起来包扎好的。

07 切口感染与手术有关吗?

切口感染是手术后常见并发症之一,常见原因如下。

(1)外源性感染:切口在手术过程中可能会被污染,这是由于手术室中的空气、医疗器械、导管、敷料,以及患者自身与工作人员均携带细菌,细菌经过散射或直接接触而污染切口。术前消毒不充分、术前未正确使用有效的预防性抗生素、手术过程中操作技术失误、手术进入感染区等均可使切口感染率增加。

(2)内源性感染:主要取决于患者所携带细菌的数量、类型及毒力。特别是污染切口手术,比如化脓性阑尾炎手术、肠梗阻手术、消化道穿孔手术等,切口感染的概率大大增加。

(3)机体抵抗力:肥胖、年龄大、糖尿病、营养不良、癌症及长期激素治疗等,都会削弱机体免疫能力,从而提高切口的感染率。

总之,影响切口感染的因素很复杂,而且相互作用,降低全身及局部的抗感染能力可使切口感染率增加。

08 术后切口疼痛怎么办？

　　一般来说，手术后切口疼痛很常见，是正常的生理反应。如果是轻微疼痛，一般不需要做特殊处理，深呼吸、放松情绪、转移注意力、选择一个合适的体位、减少伤口压迫等，多能缓解疼痛。如果疼痛剧烈，要及时请医生查看切口，如果出现伤口感染，需要换药、口服或静脉输入消炎药等。若伤口没有感染，可以口服止痛片，疼痛不缓解的，可以使用止痛针。对于大手术的患者，麻醉开始前可以向麻醉医师要求实施术后自控镇痛。镇痛泵能够在术后 3 天起到非常好的镇痛效果，且操作简便，当感觉疼痛时按压与电子装置相连接的按钮即可。

09 使用止痛针是多些好还是少些好？

　　止痛针要按需使用，过多或过少都不对。手术后疼痛是手术后即刻发生的急性疼痛，通常持续不超过 7 天。术后疼痛常见于创伤大的胸科手术和需较长时间功能锻炼的关节置换手术等，有时镇痛需持续数周。术后疼痛是伤害性疼痛，如果不能在初始状态下被充分控制，就可能发展为慢性术后疼痛，疼痛性质也可能转变为神经病理性疼痛或混合性疼痛。疼痛强度是急性疼痛最重要的评估项目之一，也是止痛针使用的依据。治疗的目的是在安全和最低不良反应的前提下达到良好的止痛效果。迄今为止，尚无任何药物能单独有效地制止重度疼痛，且无不良反应，特别是阿片类镇痛药，长期使用容易造成耐受、身体依赖和精神依赖，具有一定的成瘾性。应定期评价药物或治疗方法的疗效和不良反应，尤其应关注生命体征的改变和是否出现患者难以忍受的不良反应，并据此作相应调整。在疼痛治疗结束后，应由患者评估镇痛效果。多次使用止痛针仍然不能达到满意的镇痛效果的，要考虑调整镇痛方案。良好的术后疼痛管理是保证术后镇痛效果的重要环节，在实施时应强调个体化治疗。

⑩ 气管切开术后有什么需要注意的？

气管切开术后护理注意事项如下所示。

（1）将患者安置于安静、清洁、空气新鲜的病室内，室温保持在21℃，湿度保持在60%，气管套口覆盖2~4层温湿纱布，室内经常洒水或应用加湿器，定时用紫外线消毒室内空气。

（2）术后刚开始患者一般采取侧卧位，以利于气管内分泌物排出。但要经常转动体位，防止褥疮，并使肺各部分呼吸运动不致停滞。

（3）备齐急救药品和物品，某些物品应置床头。同号气管套管、气管扩张器、外科手术剪、止血钳、换药用具与敷料、生理盐水和饱和碳酸氢钠液、导尿包、吸引器、氧化气筒、呼吸机、手电筒等都应备齐，并妥善存放，以备急需。

（4）谨防气管导管引起阻塞：阻塞原因包括气囊滑脱堵塞和分泌物黏结成痂阻塞。如突然发生呼吸困难、发绀、患者烦躁不安，应立即将套管气囊一起取出检查。为预防气囊滑脱，应注意将气囊牢固固定，将线头引出气管切开伤口处，并经常牵扯检查是否牢固，及时清除结痂。另外，在更换导管清洗消毒时，防止将棉球纱条遗留在导管内。

（5）及时吸痰：气管切开的患者咳嗽排痰困难，应随时清除气道中的痰液。吸痰时要严格遵守操作规程，注意无菌操作。

（6）充分湿化：气管切开的患者失去湿化功能，容易发生气道阻塞、肺不张和继发性感染等并发症。

（7）预防局部感染：气管内套管需每天取出清洁消毒2~3次，外套管一般在手术后1周气管切口形成窦道之后拔出更换消毒。气管导管的纱布应保持清洁干燥，每日更换。应经常检查创口周围皮肤有无感染或湿疹。导管先用0.5%苯扎溴铵溶液浸泡，然后用清水冲洗后煮沸消毒即可使用。蛇形管用0.5%苯扎溴铵溶液浸泡，每日更换。

（8）关心体贴患者，给予精神安慰：患者经气管切开术后不能发音，可采用书面交谈或动作表示，预防患者因急躁而自己将套管拔出，必要时可设法固定双手。

⑪ 术后多久拆线？

手术部位不同，术后拆线时间不同。一般来说，面部手术的拆线时间为术后4~5天，颈部为5~7天，胸部为7~9天，腹部为7~8天，四肢和关节为10~14天。

同时，拆线时间还要考虑到切口愈合的情况、患者的营养状况、有无其他基础疾病。比如糖尿病患者、二次缝合切口、减张缝合切口、切口感染、切口脂肪液化的，需要根据具体情况提前或延迟拆线。必要时甚至需要分两次拆线，以免出现拆线后切口裂开。拆线是术后恢复的重要一环，需在医生的指导下选择合适的拆线时间，同时要注意拆线后的护理，避免切口感染。

⑫ 术后胃管保留多长时间？

消化道手术术后留置胃管是常见措施之一，目的是引流消化液，降低胃肠道压力，促进吻合口愈合，同时还可避免误吸引起吸入性肺炎。胃管留置的时间要根据手术方式、患者状况、胃肠道动力恢复的情况而定。正常情况下，胃管需要留置 3~7 天，等患者肛门（或造口）排气、排便，肠鸣音恢复，每天胃液引流量小于 300ml 时可以考虑拔除胃管。拔除胃管前，也可先试着夹闭胃管一天，若无腹胀、呕吐等不适可以考虑第二天拔除胃管。如果患者术后有肠梗阻，胃管留置时间要相应延长。随着快速康复外科技术的应用，现阶段部分医院术后不放置胃管或在术后 1 天就拔除胃管，患者可以更早进食，康复更快，住院时间大幅缩短。如果没有良好的快速康复技术，则需留置胃管，以利于术后胃肠减压及吻合口愈合。

因此，临床上拔除胃管的时间也不尽相同，临床医师会根据每位患者的具体情况进行判断。在决定能否拔除患者胃管上应相对慎重，综合判断，以免影响患者术后恢复，带来不应有的并发症，甚至是再次插管。

⑬ 术后营养管的作用是什么？怎么使用？

术后营养管类型

术后营养管是进行肠内营养的主要途径，包括以下 3 种。

（1）鼻胃管：适用于食管手术和近端胃大部切除术。

（2）鼻肠管：适用于胃大部切除术、胰腺手术等。

（3）空肠造瘘管：适用于食管癌、急性胰腺炎、肠瘘等手术附加空肠造口者。

肠内营养支持系指经口或喂养管提供维持人体正常代谢所需的营养素的一种方法。较之肠外营养，肠内营养的优点除体现在营养素的吸收和利用更符合生理、给药方便、费用低廉外，还有助于维持肠黏膜结构和屏障功能的完整性。术后早期的肠内营养安全方便，符合生理过程，有助于患者的术后恢复。

·术后营养管使用注意事项

（1）选择恰当：正确估算患者营养需要量，选择合适的肠内营养设备、喂养途径及给予方式。

（2）细心观察：对老人、儿童和体弱患者，滴注时要注意胃肠是否通畅、是否有胃潴留，以免引起食物反流，导致吸入性肺炎。

（3）适当体位：胃内喂养应采取坐位、半坐位或床头抬高 30°仰卧位，以防反流或误吸，输注结束后应维持此体位 30 分钟。

（4）管道通畅：每次管饲结束后，均需用温开水冲洗管道，同时用手指轻揉管壁，以便彻底清洗，保持管道通畅。

（5）加强护理：准确记录出入水量，观测皮肤弹性、口渴情况、脉搏、血压等症状及体征。

（6）温度适宜：营养液温度为 37~42℃，过冷或过热均会引起患者不适，以接近体温为宜。夏季室温下可直接输入，冬季可用热水袋置于管周，以提高液体的温度。

（7）渐增浓度：营养液浓度应从低浓度逐渐增至所需浓度，以防止腹胀、腹泻等消化系统症状出现。浓度可从 5% 开始，逐渐增加至 25%，最高可达 30%。

（8）注意速度：营养液输注速度应逐渐增加，使消化管有适应过程。危重患者或老年患者宜选用蠕动泵控制速度，且速度最好控制在 120~150ml/h。不要均匀持续输入，应有间歇时间，给胃肠以休息，夜间患者入睡时最好停用。病情许可的情况下，可用重力滴注或注射器推注，每次推注以不超过 250ml 为宜。推注时不宜过猛，以防反胃误吸或呕吐。

（9）控制总量：成年患者每天至少 1000kcal（1000ml）以上，最高可达 3000ml。

（10）安全卫生：配制营养液时要保证卫生，输注前应检查营养液是否变质。配好的营养液应放在 4℃冰箱中保存，保存期不超过 24 小时。

（11）保护胃肠：可以选用含有食物纤维的大分子营养制剂，以保护胃消化功能；或是给予短链脂肪酸口服或作保留灌肠，以维护结肠功能。

（12）防止便秘：长期使用不含食物纤维的营养制剂，很容易发生便秘。可选用含食物纤维的营养制剂，增加粪便体积，或是给予短链脂肪酸，以增强结肠的运动功能。

⑭ 术后多长时间可以拔掉引流管？

术后引流管的拔管时间不确定，要根据手术部位、创面渗血情况、引流液性状和引流量等综合考虑。一般的手术，比如甲状腺手术、乳腺手术、腹腔镜胆囊切除、腹腔镜阑尾切除等，术后引流管一般在 3 天左右引流液少于 10ml 的情况下可以拔除。肺部手术一般在术后 2~3 天，若每天引流量少于 300ml，引流液比较清淡，咳嗽时没有气体逸出，可以拔除引流管。而对于食管、胃肠等消化道手术，术后 1 周是吻合口瘘的高发期，引流管可能要放置 7~9 天，如果有吻合口瘘，置管时间甚至更长。引流管的拔除是手术后恢复的重要一环，要因人而异，由手术医生决定合适的拔除时间。术后要做好引流管护理，按期换药，观察引流管口情况，合理营养，注意记录引流量，按期复诊，不要擅自拔除引流管。

⑮ 胸部手术安置胸腔闭式引流管后需要注意什么？

胸部手术后，一般都会放置胸腔闭式引流管。安置胸腔闭式引流管后，护理上需要注意：①保持管道的封闭和无菌。②安置胸腔闭式引流管的患者常保持半卧位，以利于呼吸和引流。③维持引流通畅。④运送患者时应用双钳夹管，下床活动时引流瓶的位置应该低于膝关节，保持密封。⑤观察引流液的量、颜色、性状、水柱波动范围，并准确记录。⑥若引流管从胸腔滑脱，应该立即用手捏闭伤口处皮肤，通知医生，消毒后用凡士林纱布封闭伤口。⑦胸管拔除的时间因人而异，由医生根据患者具体情况决定。一般术后 48~72 小时以后，引流液颜色变淡、24 小时引流量小于 300ml、胸片提示肺膨胀良好、无明显漏气时，可以拔管。在拔管之后，患者要做好日常的护理工作，不要让自己的伤口再次受到感染，保护好自己。

⑯ 安置腹腔引流管后需要注意什么？

腹腔引流管可以将腹腔内渗出液、脓液等引流出体外，以减少毒素的吸收，防止感染扩散和腹腔脓肿形成，保证缝合部位的良好愈合，同时可以观察有无术后并发症出现。安置腹腔引流管后注意事项如下所示。

（1）妥善固定。

（2）引流管标识清晰。

（3）保持引流管通畅，防止扭曲、受压、折叠，避免导管脱出。

（4）每 2 小时挤压引流管一次。挤压时一手在引流管穿出腹部皮肤 10~15cm 处反折，另一手呈半拳状握住近腹端引流管，即食指、中指、无名指、小指指腹及大鱼际用力，快速挤压引流管数次，然后双手同时松开，反复操作即可。

（5）观察引流液的颜色、性质、量。手术后 6 小时内应重点观察引流液，若每小时引流血性液体＞ 200ml，提示有活动性出血，立即告知医师处理。

（6）预防感染。更换引流袋时注意严格无菌操作。保持引流管周围皮肤清洁干燥，如有渗血、渗液，及时通知医师。引流袋应低于腹壁戳孔，防止引流液反流导致逆行感染。引流袋每周至少更换 2 次，引流液超过 3/4 时及时更换。禁止随意打开引流袋下端开关，破坏引流密闭环境。

（7）腹腔引流管的拔管时间因人而异，应该由手术医生决定。一般腹腔镜胆囊、阑尾手术在术后 2~3 天可以拔管，胃肠道手术在术后 7~9 天拔管。等引流量减少或引流管的使命完成后，及时拔除引流管。胃肠瘘患者放置时间长的引流管应该分期拔除，以免瘘管深部再次形成脓肿。可以在窦道造影或 CT 引导下（选择性地）拔除引流管或逐步拔除引流管。引流管部分拔出后应该重新与皮肤固定以免滑脱。

⑰ 术后尿管要保留多长时间？保留期间需要注意什么？

术后尿管留置时间要根据手术部位和患者情况而定。一般不涉及泌尿生殖系统的全麻手术，在麻醉完全恢复，患者清醒，有自主排尿意识后，就可以拔除导尿管。前列腺增生的患者拔管时间会适当延长。泌尿系统手术，如经尿道前列腺电切术、经尿道输尿管结石碎石取石术、经尿道膀胱肿瘤电切术等，一般 7~10 天后可以拔出尿管。尿道损伤、尿道狭窄手术则需要 2 周以上。然而，长期昏迷、植物人、神经源性尿道膀胱功能障碍者需要长期留置尿管。

留置尿管的时间越长，尿道逆行感染的可能性越大。留置尿管期间，应多喝水、多排尿，并对尿道口及尿管进行有效的消毒。

尿管保留期间的注意事项如下所示。

（1）定期对尿道口以及尿管进行消毒处理，保持尿道口清洁。一般每天需要消毒 1~2 次，通常用碘伏进行消毒，因为碘伏对尿道黏膜刺激性比较小。

（2）定期夹闭导尿管，尤其是对于有膀胱功能或需锻炼膀胱功能的患者。一般夹管 2~3 个小时后，如果患者的膀胱鼓起来，或者患者有明显尿意，即可松开导尿管让患者排尿，排完尿后再及时夹闭导尿管。如果长期不夹管容易导致膀胱功能丧失或引起膀胱萎缩等严重后果。

（3）下床活动时，尿袋高度不可高于膀胱位置，以免尿液逆流引起感染。留置导尿管需妥善固定，保持尿管引流通畅，避免尿管牵拉、受压、扭曲、堵塞等。切勿自行拔除尿管，以免引起尿道黏膜出血。

（4）留置尿管期间，患者要保证充足的液体入量，防止发生结晶和感染。如果尿管堵塞，可用生理盐水行膀胱冲洗。

（5）对于病情危重的患者，需要记 24 小时出入量，并观察尿液的颜色、性状。

（6）对于需要长期留置导尿管的患者，建议每 1~2 周更换一次导尿管，每 3 天左右更换一次尿袋。

（7）患者需要学会妥善的自我照顾，保持尿路通畅，有效预防感染。长期留置导尿后如果发生感染，需要进行尿培养，应用抗生素进行治疗。患者还应多饮水，积极进行盆底肌锻炼及膀胱功能训练，以增强控制排尿的能力。

18 拔除尿管后解不出小便怎么办？

许多患者拔除尿管后有不同程度的排尿困难，这是正常现象。建议多喝水，温水坐浴，也可以用热毛巾在小腹部热敷，促进膀胱收缩，还可以打开水龙头，吹口哨，帮助小便排出。如果长时间解不出小便，小腹部胀痛，要及时联系医生，根据情况选择口服药物，比如 α 受体阻滞剂，能收缩膀胱颈以及前列腺表面平滑肌张力，使排尿阻力变小，小便更加通畅。如果上述措施都没有效果的话，就需要重新插导尿管了。留置尿管期间，注意训练膀胱功能，定时开放和夹闭尿管；保持会阴部清洁干燥，防止感染；多喝水。

⑲ 拔除尿管后解小便疼痛怎么办？

拔除尿管后解小便疼痛属于正常现象。一般是由于导尿管对尿道黏膜的刺激损伤所导致的。当拔掉导尿管之后，排尿时尿液会刺激损伤的尿道黏膜，从而产生疼痛的症状。拔除导尿管 24 小时之内都可能出现轻微刺痛感，24 小时后刺痛感逐渐减轻或者消失。只要没有合并血尿，患者可以通过多饮水、多排尿解决。如果存在尿频、尿急、尿痛等尿路刺激症状，要考虑尿路感染，口服抗生素。如果是男性尿道感染，尿道口有脓性分泌物，出现发热等全身症状，需要行尿道分泌物细菌培养检查，静脉滴注以抗革兰氏阴性杆菌为主的广谱抗生素，后根据细菌培养调整抗生素。有的患者长时间留置尿管，在拔除尿管的过程中发生泌尿道黏膜挫伤，此时疼痛症状相对较重而且伴有出血。这种情况可能需要再次留置导尿管或者给予抗感染治疗，使局部出血或者疼痛症状减轻。

⑳ 为什么部分患者术后会发生尿失禁？

长时间留置导尿管的患者和前列腺手术患者，拔除尿管后容易出现尿失禁。尿失禁的原因可能与膀胱括约肌损伤、神经功能障碍、排尿自我控制能力的丧失有关，小便不能自主流出。出现尿失禁后要寻求医生帮助，进行保守治疗，比如盆底肌训练、膀胱训练、电刺激治疗、雌激素替代疗法、运动疗法、针灸及中医理疗等。如果合并尿路感染，可适当口服一些抗生素，同时以清淡饮食为主，多饮水，每日清洗会阴部。

拔除导尿管后出现的尿失禁一般都是暂时的，不必过分担心。

㉑ 术后吸氧时需要注意什么?

术后吸氧的注意事项如下。

（1）严格遵守操作规程，注意用氧安全，切实做好"四防"，即防火、防震、防油、防热。

（2）患者吸氧过程中，需要调节氧流量时，应当先将患者鼻导管取下，调节好氧流量后，再与患者连接。停止吸氧时，先取下鼻导管，再关流量表。

（3）吸氧时，注意观察患者脉搏、血压、精神状态等情况有无改善，及时调整用氧浓度。

（4）湿化瓶每次用后均须清洗、消毒。

（5）对弥漫性间质性肺病、肺间质水肿的患者，可给予较高氧流量浓度，纠正缺氧。慢性阻塞性肺病等慢性呼吸衰竭患者，应以低流量、低浓度持续给氧为宜。

（6）控制合理的吸氧时间，患者应在监测下进行氧疗，避免发生氧中毒。

㉒ 氧气管插入鼻孔不舒服怎么办?

氧气管插入鼻孔不舒服是正常现象。要掌握正确的吸氧方法，吸氧前清洁鼻腔，保持鼻导管通畅，需要持续吸氧者每日更换鼻导管，每日更换一侧鼻腔，避免因为持续经一侧鼻腔吸氧出现鼻腔黏膜干燥，引起鼻出血，同时注意鼻导管不可插入过深，避免损伤鼻腔黏膜。吸氧前注意氧气的压力不可过大，减轻对鼻腔黏膜的刺激性。吸氧过程中，应经常观察缺氧状况有无改善、氧气装置有无漏气，同时注意用氧安全。长时间的吸氧容易导致鼻黏膜损伤，可以口服药物或者用药膏涂抹。如果仍然无法耐受鼻导管吸氧，也可联系护士更换其他合适的吸氧方法。

㉓ 氧气管、胃管和营养管会影响患者进食吗？

通常而言，消化道肿瘤手术以后需要同时进行吸氧、胃肠减压以及肠内营养，因此氧气管、胃管及营养管可能会同时应用。如果医生告知患者可以进食了，此时往往胃管已拔除，仅留有营养管以及氧气管。营养管一般很细，对患者进食几乎无影响；氧气管通常采用鼻塞式，对进食的影响不大。

㉔ 留置氧气管、营养管及胃管过程中会不会引起鼻出血？

一般在留置氧气管、营养管及胃管过程中，不会引起鼻出血。但如果留置时间较长时，由于局部鼻黏膜与管壁摩擦，再加上某些患者鼻腔干燥，是有可能引起鼻出血的。此时首先要明确出血的部位，排除来自消化道以及呼吸道出血的可能后，再考虑为鼻出血。其次，发生出血时，患者不必紧张，用常规的处理鼻出血的方法即可，如用冰块敷额头等，必要时可请头颈科医师协助处理。

25 术后常见并发症如何处理?

术后并发症是指在手术操作后，由于患者解剖异常、病情轻重，以及个体营养状态的差异而引起的其他组织器官的损伤、缺失、功能障碍等。不同的疾病、不同的手术有其特有的并发症，对于大多数肿瘤手术来讲，常见的并发症主要是术后出血、术后感染、心脑血管梗死及出血、消化道或气管的吻合口瘘、切口愈合不良、压疮，等等。医师及护士会特别关注这些并发症，患者需要把身体的不适及时反馈给医生及护士。

26 术后一直咳嗽怎么办?

术后咳嗽往往出现在肺部肿瘤手术以后。不同的手术方式，发生术后咳嗽的原因也不同。对于肺局部切除的患者（包括肺楔形切除及肺段切除的患者）来说，切除局部肺组织后，剩余肺组织的断面是由缝线或缝合钉处理的，这些材料保留于肺组织中，会刺激小气管，引起咳嗽。对于肺叶切除的患者来说，要切除某一片肺叶，除了切断相关的血管之外，还要切断对应的支气管，离断的支气管管口需要用缝线和缝合钉封闭，这些材料和气管紧密结合，也会对支气管造成刺激，引起咳嗽。还有肺癌患者，除了切除相应肺叶以外，还需要进行淋巴结的切除，而很多相关的淋巴结都附着在气管的外壁上，在切除这些淋巴结以后，气管表面的组织也会损伤，对气管造成刺激，引起咳嗽。术后持续咳嗽属于术后正常表现，随着缝线和缝合钉逐渐被组织包埋，咳嗽也会逐渐减轻。如果是轻微的咳嗽，可以不去处理，症状严重者，可适当用一些中枢性的镇咳药。如果咳嗽伴有发热或是严重的呼吸困难，要立即到医院检查。

27 术后什么时候可以饮水和进食？

对于肺脏手术患者，一般在术后第 2 天就可以正常进食和饮水；对于消化道手术患者，术后禁食水的时间要略长，一般在术后 8~9 天，医生对于吻合口的愈合情况进行评估后，逐渐从流质开始，也就是先饮水、喝汤等，如果流质饮食 2 天后，患者无不适，且无异常症状出现，再逐步进食无渣半流质食物，循序渐进。消化道手术患者的饮水、进食，一定要遵循医生的指导，切勿自行进食或饮水，避免出现严重的后果。

28 为什么术后禁食期间还要漱口和刷牙？

禁食期间一定要注意口腔卫生，按时刷牙及漱口。人类口腔中含有约 400 种细菌，有对人体有益的有益菌，也有不利于健康的有害菌，还有介于两者之间的条件致病菌，即在一定条件下会导致人体生病的细菌。在禁食期间，虽然没有了食物残渣，但仍具有细菌生长的条件，如果不清洁口腔，仍然会产生大量细菌，包括有害菌。手术后的患者身体虚弱，免疫力下降，细菌会乘虚而入，造成感染。因而保持口腔卫生，对于预防感染，加速康复，意义重大。

29 禁食期间有饥饿感怎么办？

禁食期间，虽然通过肠外营养仍能保持患者的能量及营养供给，但因为没有了食物的刺激，有些患者会有饥饿感。这种情况往往在肠外营养的患者中发生较多。而避免饥饿感最有效的办法就是进行肠内营养或是增加肠内营养的量。但有些情况下，患者无法进行肠内营养（例如乳糜胸），这时如果有饥饿感的出现，往往提示患者能量或液体量不足，可以请医生增加肠外营养的量或是补加液体。同时，患者家属也要避免在患者面前大快朵颐，减少对患者的食物刺激，以进一步减轻饥饿感。

㉚ 术后需要忌口吗？

不同的手术对术后的饮食要求不同。例如，肺及纵隔的手术对消化道未有创伤，因而术后并未有严格忌口，各种食物均可食用，基本上可以保持同未手术前一样。但对于消化道手术患者，则进食要求比较严格，由于许多消化道手术进行了消化道的重建，因而除了进食习惯要改变外，许多有刺激性的食物（辛辣、烫食或是冷饮等）、硬质食物或其他可能对重建的消化道造成损伤的食物均要避免。而且在按照流质饮食、半流质饮食，逐渐过渡到正常饮食后，食材的制作也要精细，尽量将食物做软、做碎，以保证良好的消化和吸收，且避免进食过量。

㉛ 术后适合吃些什么？

患者的术后饮食十分重要。肿瘤的起病与患者饮食并无相关性，且术后康复很重要的一点就是满足身体营养需求，才能更好地帮助伤口愈合，早日恢复健康。因此，肿瘤患者在无明显忌口的前提下，需要充分营养。

中国营养学会曾提出了一份详细的食物指南，并形象地称之为"4+1营养金字塔"。这份"营养金字塔"包含了术后康复的营养秘诀。

（1）高蛋白：由于术后患者的身体十分虚弱，需要快速地补充自身体能，而蛋白质是人体内部进行各种代谢活动的物质基础，适量地食用高蛋白食物，尤其是摄取优质蛋白，可以为机体提供必需氨基酸，加速身体恢复。例如瘦肉、鱼虾、蛋、乳制品、大豆等食物，均含有优质蛋白。同时，配合蔬菜食用，更有利于机体免疫力的提高，从而促进术后康复。

（2）高热量：手术后的患者一般会出现食欲下降的情况，有的患者甚至还会因为进食困难而产生厌食症。因此，为了保证患者在术后康复过程中有足够的能量支持，一些易于消化吸收的脂类、甜食也是不错的选择，比如蜂蜜、蔗糖等。而且糖也是人体的主要能量供给者，充足的能量供应也是伤口愈合不可缺少的。

（3）多种维生素：在配合其他饮食的同时，患者也可以多吃一些新鲜的水果、蔬菜。这些食物中含有大量的维生素 A、维生素 C、叶酸等，对于伤口的愈合有很好的作用。比如谷类、坚果和奶制品中含有的维生素 E，或者菠菜、橙子中富含的维生素 C，都可以促进伤口愈合。

（4）微量元素：在术后康复的过程中，为保证身体摄入的营养均衡，也应该搭配一些富含微量元素的食物，比如锌可以与维生素 C 相结合，参与体内胶原蛋白的合成，从而增加抵抗力，促进伤口愈合等。除此之外，还有钙、铁等微量元素，对于患者术后康复也有很好的效果。

32 术后腹胀怎么办？

术后腹胀要根据不同的原因进行适当的处理。对于非消化道手术后发生的腹胀，器质性的原因少见，往往是由于麻醉后效应，麻醉药物未完全代谢，导致胃肠道蠕动减慢所致。这样的腹胀不必紧张，适当活动，加用促胃肠道蠕动的药物，症状会逐渐减轻。也有部分手术，例如肺癌根治术后，患者在行淋巴结清扫过程中，迷走神经受到损伤，也可能造成腹胀，这种情况可随着对侧神经支配的代偿而逐渐恢复，无需特殊处理。而对于消化道手术后的腹胀，一定要首先确定是否是胃肠道梗阻，如是梗阻，及时解除梗阻，如排除梗阻，往往也是因胃肠道动力未完全恢复造成，同样可通过适当活动，加用促进胃肠道动力的药物治疗。

㉝ 术后几天可以洗澡？

术后恢复洗澡的时间一般要根据切口的愈合情况而定。在愈合良好，并拆除缝线后 2 周，可正常洗澡。一般头面部、颈部术后 5 天左右拆线，下腹部、会阴部术后 7 天左右拆线，胸部、上腹部、背部、臀部术后 7~9 天拆线。微创手术大多数为皮内缝合，无需拆除缝线，但也应在以上不同的拆除缝线的时间后 2 周再洗澡，比较稳妥，也有利于切口的保护。

㉞ 术后如何进行术侧肢体活动？

术后患者由于切口的影响，往往术侧肢体活动不佳。由于切口愈合过程中瘢痕挛缩会影响肢体活动，因而建议患者在术后 3 天遵循循序渐进的原则，积极进行功能锻炼。比如胸部切口，应采用逐步抬高术侧上肢的方法。上肢爬墙锻炼是一个较好的选择，患者面对墙壁，用术侧手指接触墙壁，并逐步抬高，每日抬高 10~15cm，有利于瘢痕的拉伸，避免出现术后肢体活动不良。

35 术后何时下床活动？需要遵循哪些原则？

对于胸部肿瘤的手术患者，建议及早下床活动，越早越好，但应量力而行。一般建议术后第 2 天可下床站立，恢复体力较好者，可在病室内缓慢行走；第 3 天患者可借助助力车，在病房中散步。及早下床活动，可避免坠积性肺炎、肠粘连及下肢静脉血栓的形成，并可促进血液循环，有利于切口的愈合。

患者下床要遵循量力而行、循序渐进的原则，还要注意安全，动作缓慢，避免因动作剧烈而导致跌倒、体位性的血压变化。同时，由于术后可能要留置较多引流管，因而在下床活动前一定要妥善固定好各种引流管，准备妥当后再进行活动，避免造成不必要的拉扯，导致脱管。

36 术后如何进行体育锻炼？

由于胸部手术对于肺功能或多或少都有影响，因而术后体育锻炼要根据自身的恢复情况来定，切不可操之过急，以免带来危险。肺脏手术患者，一般术后 2 周可进行较轻的体育锻炼，比如慢走、动作轻柔的肢体操等；食管手术患者，建议术后 1 个月再开始轻量锻炼；胸部手术患者，建议术后半年可进行慢跑、游泳等活动，切忌剧烈活动。

37 家属应如何对待术后患者的疼痛不适？

术后疼痛是每位患者都有的术后不适感，家属应根据患者的表情变化来判断患者的疼痛程度。如轻微疼痛，一般无需特殊处理，家属要宽慰患者，告诉其疼痛的必然性，同时可与患者谈论感兴趣的话题，说一些笑话或是看一些感兴趣的视频，分散患者的注意力。对于中、重度疼痛，家属应及时与医护人员联系，给予必要而有效的处理。

㊳ 家属如何给予术后患者心理支持?

由于不同患者性格不同，经历的手术方式不同，术后出现的反应也不同。家属能做的是给予患者足够的安全感和关心，如与患者分享有趣的事、回忆美好的过往、谈论治疗成功的案例，让患者以乐观、自信的态度面对疾病与手术。同时，对于患者的任何不适均要给予回应，让患者感受到关爱。对于疾病的具体情况，不必细致描述，说个大概即可，并说明会有好的效果。尽量不要和患者讨论病情，多分散患者的注意力，才有利于患者的心理恢复。同时，对待微创手术或术后恢复较好的患者应像对待正常人一样，防止患者角色的持续存在，影响其恢复。

㊴ 术后能干体力活吗?

对于胸部肿瘤手术而言，若为全肺切除，一般生活可自理，但不建议参加体力劳动。若为肺叶切除及以下范围手术，在休养 3 个月左右后，一般能参加轻体力劳动和运动。当然，具体能参加的劳动或活动根据每个人年龄及身体状态不同而不同，每个人可以根据自己的状态不断去尝试，在耐受范围内，都可以去尝试，拓展自己的活动范围。

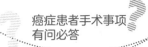

40 术后能否正常工作？

术后是否能恢复原来的正常工作，主要看原先的工作性质是什么。如果是重体力工作，则建议改换工作。但如果是脑力活动，或是较轻体力工作，则完全可以正常工作。而且建议患者在恢复良好的情况下，积极恢复到正常工作中，这样有利于患者的心理恢复，使自己更快地从患者角色中摆脱出来，也更有利于身体的恢复。

41 怎样正确面对手术造成的功能影响和形象改变？

由于治疗疾病的需要，有时手术后患者会有不可避免的功能影响或是形象改变。对于这些变化，在听取了医生的解释后，患者应当明白，生命是至高无上的，是第一位的，在生命面前，其他的一切影响都是微不足道和可以克服的。有了这个认识，对于手术造成的功能影响和形象改变就不会觉得那么不可接受。同时，患者可积极地进行功能锻炼，最大限度恢复功能。形象的改变要学会慢慢接受，时刻提醒自己，活着才是王道，一切如浮云，调整好心态，其他就迎刃而解了。

42 术后家属如何配合医护人员进行治疗护理？

尽管在医院，大多数的治疗和护理由专门的医务人员实施，但家属在术后护理的过程中也起到重要作用。首先，家属要牢记医生及护士讲述的需要着重注意的患者术后有关生命体征的指标，例如血压、心率、血氧饱和度等，若出现异常或听到警报，应立即通知相关医生及护士。其次，对于患者术后身体携带的各种引流管，要妥善保管，避免滑出或无意识拔出，注意引流量及性质，及时通知护士。再者，对于各种治疗操作，家属应积极配合，例如行有创操作时，家属应积极向患者解释操作的必要性，并鼓励患者勇敢面对。最后，对于饮食，不同部位的手术，术后的饮食要求不同，要严格执行医师对于饮食的要求，尤其是消化道手术的患者，术后切莫自行进食，需由医生评估，嘱托患者可以进食后，方可开始进食。总之，患者应与医务人员多沟通，为患者的顺利康复共同努力。

❹❸ 出院后，如何照顾手术患者的饮食起居？

出院后，不同手术患者的饮食起居有不同要求。如肺脏术后患者，家属应向对待正常人一般照顾患者，正常饮食、正常生活对患者的进一步恢复更有利。而对于消化道手术后的患者而言，由于消化道重建，饮食方式较术前有了巨大改变，家属在照顾时要格外精心。通常患者要少量多餐，家属应当特别给患者准备餐食，频率和食材应当按照患者新的进食要求来改变。进食后嘱咐患者多活动，床头略微调高，告知并监督患者躺下的幅度要慢，避免猛然躺下后反流，引起误吸。

❹❹ 家属如何协助患者术后进行正常社交？

由于手术导致正常身体生理结构和功能改变，以及切口疼痛、身体不适和对术后并发症的担忧，可使患者出现焦虑，无法正常社交。这时家属要做的是让患者相信疾病是可以治好的，无谓的担心只有坏处没有好处。在身体条件允许的情况下，多带患者参加社会活动，让患者感到自己并没有不同，增强信心。在社交活动中，尽量少谈疾病相关话题，多谈积极向上的或是轻松愉悦的内容，让患者从社交中找到快乐，才有利于患者主动回归社会，恢复正常。

45 术后多长时间复查?

一般来说，术后 2 年内，建议每 3 个月复查一次；2 年至 5 年，可以每半年复查一次；术后 5 年以上，则可以每年复查一次。但如果突然出现身体不适，应及时至医院检查。

第七章
头颈部肿瘤相关问题

01 头颈部肿瘤都要手术吗?

头颈部肿瘤包括甲状腺肿瘤、耳鼻喉科肿瘤以及口腔颌面部肿瘤三大部分。甲状腺性肿瘤分良性、恶性,耳鼻喉科肿瘤常见的有喉癌、鼻旁窦癌等,口腔颌面部肿瘤常见各种口腔癌,如舌癌、牙龈癌、颊癌等。因此,头颈部肿瘤的原发部位和病理类型很多,居全身肿瘤之首。

头颈部重要器官比较集中,解剖关系复杂,治疗方法各异。大部分良性肿瘤较大影响外观功能时,建议手术切除。而恶性头颈部肿瘤可根据原发肿瘤(T)的大小和位置、颈部淋巴结(N)转移的数目和大小以及是否存在远处转移灶(M)进行临床分期,根据疾病的分期选择适当的治疗方案(手术、放疗、化疗)。局部未扩散的患者应该先进行手术治疗,术后再给予放疗;对于局部晚期不能手术的患者应该放疗或同步放化疗,以改善患者生存;复发和/或转移性患者则主要接受姑息性化疗。淋巴瘤、鼻咽癌等主要以放化疗为主要治疗方式。

02 哪类人群容易患头颈部肿瘤?

头颈部恶性肿瘤的产生常常是由多种因素导致的。比如放射线接触与甲状腺癌发生密切相关;烟草则是口腔、口咽癌的公认致癌因子之一,也是喉咽癌的可能致癌因素之一,烟草中的致癌症因子主要是化学物苯芘;嚼槟榔与口腔、喉咽癌相关;酗酒与口腔、喉咽、喉癌相关;病毒感染,如人乳头瘤病毒(HPV),与口腔、口咽、喉癌相关;异物刺激(锐利的牙嵴、残根以及不良修复体)与口腔癌相关;阳光照射与皮肤癌、唇癌相关;某些营养物质缺乏与口腔癌、喉咽癌有关;长期吸入有害物质与鼻腔鼻旁窦癌、喉癌相关。生活中，如有不适，请及时就医。

03 头颈部转移癌都是晚期了吗？

颈部淋巴组织极为丰富，接受了鼻、咽、喉、口腔、甲状腺等各处的淋巴汇流。所以，一旦以上组织发生恶性肿瘤，往往首先转移至颈部，使与之相应的淋巴结肿大，有时甚至原发病灶症状还不明显的时候，颈部肿块就已表现出来，是头颈部恶性肿瘤的首发症状。这些头颈部来源的转移性癌如除颈部淋巴结外无转移，未必为晚期。如甲状腺癌单纯伴颈转移可通过手术等治疗而痊愈。由于锁骨上窝的淋巴结还和胸、腹部内脏联系，因此下颈部的肿块亦可能来自胸、腹腔内恶性肿瘤的转移，如肺、乳腺、胃肠、胸段食道、卵巢、肾脏等，往往都已属晚期。

04 怎么预防头颈部肿瘤？

头颈部肿瘤的预防很重要。首先要禁酒及含酒精类的饮料，减少酒精的摄入可以让肝脏的排毒功能更健康，从而可以更好地预防头颈部肿瘤。其次，平时要保证饮食规律，早餐一定要吃。饮食中还应该减少胆固醇和油脂的摄入，也能起到预防头颈部肿瘤的作用。再者，平时要保持口腔卫生，少嚼槟榔等刺激类食物，如有假牙，注意口腔溃疡情况。当然最重要的一点，有条件的人每年可行一次正规的口腔科、耳鼻喉科医生物理检查，并结合鼻内镜、喉镜、头颈部 B 超、头颈部 CT 检查，做到早发现、早治疗。

05 头上长包是癌症吗?

头上长包很多时候是头部皮肤长了肿瘤，也就是头皮肿瘤。头皮肿瘤是指起源于头部皮肤及其附属器的一类良恶性疾病。头皮肿瘤中，良性肿瘤包括皮脂腺囊肿、脂肪瘤、血管瘤、神经纤维瘤等，恶性肿瘤包括血管肉瘤、基底细胞癌、横纹肌肉瘤、平滑肌肉瘤、纤维肉瘤、脂肪肉瘤、鳞状细胞癌、黑色素瘤等。通常头皮的良性肿瘤大部分无需治疗，对于体积较大引起症状或影响美观者，可以考虑手术切除。恶性肿瘤中最为常见的是头皮的鳞癌、基底细胞癌及恶性黑色素瘤。

手术是治疗头皮黑色素瘤的首选治疗方案，一旦确诊应尽早采用手术切除。部分患者还需进行引流区域内淋巴结清扫。部分患者术后需联合放疗，以降低复发风险，特别是肿瘤浸润较深或伴有引流淋巴结转移者，若伴有局部或远处转移，应考虑全身化疗。头皮鳞状细胞癌患者确诊后应尽快彻底切除，必要时行邻近淋巴结清扫，部分患者需在手术的基础上联合放射治疗，以期降低复发风险，烷化剂和铂类是常用的治疗药物。对于头皮基底细胞癌患者，手术是主要的治疗方法之一，确诊后应尽快切除，并保证一定的切除范围和深度。

06 鼻腔里有黑色分泌物严重吗?

鼻腔里有黑色分泌物时，需警惕是否是鼻腔黏膜恶性黑色素瘤。鼻腔黏膜黑色素瘤来源于外胚层，由鼻腔黏膜的黑色素细胞恶变而来，占全身黏膜黑色素瘤的 25%~30%，以鼻腔、鼻窦及鼻咽最常见，早期可没有症状，肿瘤较大时可出现鼻塞，或鼻出血，或鼻腔黑色分泌物等。早期鼻腔黏膜黑色素瘤首选手术治疗，术后可考虑进行辅助化疗。对于晚期患者，则强调多学科协作的综合治疗。对于无法手术的 IV_b 和 IV_c 期患者，可选用的全身治疗手段包括 CTLA-4 单抗、PD-1 单抗、个体化靶向治疗、抗血管靶向药物和化疗等。

07 腮帮子长肉是生病了吗？

腮帮子长肉有可能是腮腺组织长了肿瘤，腮腺位于两侧面颊近耳垂处，正好处于人的腮帮子。腮腺肿瘤类型较多，其中良性肿瘤多见，以多形性腺瘤居多，恶性肿瘤少见，以黏液表皮癌居多。腮腺肿瘤为颌面部常见肿瘤，因腮腺腺体的大部分和腺体导管集中在浅叶，故肿瘤多见于浅叶。CT 既能发现肿瘤，又能为术前评估和预后提供科学的依据，已经成为腮腺肿瘤的主要检查手段。本病以外科手术治疗为主。

08 声音嘶哑治疗 1 周还没好怎么办？

声音嘶哑是喉部声带病变的主要症状之一，常见于咽喉炎、声带小结、声带息肉、喉癌等疾病。尤其是中老年男性患者，如出现顽固性声音嘶哑，甚至声嘶进行性加重或伴有颈部肿块，应警惕喉癌的可能性。临床上，喉癌症状主要为声音嘶哑、呼吸困难、咳嗽、吞咽困难、颈部淋巴结转移等。喉癌原发部位不同，症状出现顺序也不同。

声门上喉癌

该病早期无任何症状，甚至肿瘤发展至相当程度时，仅有轻微或非特异的感觉，如咽痒、异物感、吞咽不适感等，往往在肿瘤发生淋巴结转移时才引起警觉。因此，中老年出现咽喉部持续不适者，应予以重视，及时检查，以及早发现肿瘤并治疗。

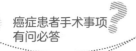

·声门型喉癌

由于原发部位为声带，该病早期症状为声音的改变，如发音易疲倦、无力，易被认为是咽喉炎。因此40岁以上，声嘶超过2周者，应当行喉镜检查。

·声门下喉癌

因位置隐蔽，声门下喉癌早期症状不明显，在肿瘤发展到相当程度时可出现刺激性咳嗽、咯血等。若声门下区堵塞，可出现呼吸困难。若肿瘤侵犯声带，则出现声嘶。

·贯声门癌

该病早期不易被发现，肿瘤发展慢，从首发症状出现到明确诊断需要6个月以上。

09 声带白斑怎么治疗？

声带白斑、声带结节、声带息肉发展一定时期后，因出现声音嘶哑或音调变低引起患者注意，经喉镜检查发现。对于大部分声带白斑或息肉，主张积极手术治疗，常采用全麻下经支撑喉镜下声带肿物完整切除术。术中病理如为良性，手术结束；病理如为恶性，并且病灶处于早期，可进一步行二氧化碳激光扩大切除，既达到根治性手术目的，又能保留喉功能。术后1个月常规再行喉镜复查，观察声带瘢痕情况及有无粘连。如术后病理为恶性，需常规每3个月复查喉镜、颈部B超、CT，观察有无复发迹象。

⑩ 喉癌患者喉全切除术后还能讲话吗？

喉癌患者切除喉管，失去发音功能，想要再次发声有很多种方法，如术中造皮瓣发音管、电子喉、术后学习食管发音等。每种发音重建模式各有优缺点，需遵医嘱练习。

⑪ 喉癌术后3个月，套管能拿下来消毒冲洗吗？

气管套管周围护理主要分套管护理和气切下套管周围的清洁两方面。

·套管护理

因套管内痰液结痂附着套管管壁，管腔狭小会影响患者呼吸，故需每天更换全喉套管或半喉套管内芯。全喉套管可以直接摘出反复清洗更换；半喉套管分外套管和内套管，患者家属需要通过旋钮旋转内套管（内芯），痰多的患者1天可能需更换2~3次，痰少1天至少更换一次，可以消毒重复使用。需注意的是，半喉外套管更换需到医院，由有经验的耳鼻喉医生亲自更换，一般3~6个月更换一次。如患者在家期间，发现半喉套管系带明显松动，需及时来医院更换处理，以防外套管因剧烈呛咳咳出而又不能及时重新装回，影响患者呼吸，造成恶性窒息事故。

·气切下套管周围的清洁

因痰液从套管周围流出，故患者家属需用蘸碘伏的棉签、酒精棉签或干棉球、纱布清理套管周围的痰痂，然后戴上气管垫，防止伤口感染，有利于造瘘口或气切口清洁愈合。

12 喉咽癌术后多久能吃东西？

喉咽癌手术后，咽部常常有缝合的创面，鼻饲打营养液可以减少食物对咽部创面的刺激，有利于咽部创面的愈合。通常等咽部创面愈合后才可以吃东西。一般没有放疗过的患者在术后 10~14 天开始进食，放疗过的患者推荐术后 3 周开始吃东西。

13 下咽癌怎么治疗？需要注意什么？

下咽癌患者早期病变（$T_1N_0M_0$）首选根治性手术，也可行根治性放疗，术后定期复查即可。绝大部分下咽癌患者应选新辅助化疗、手术、术后放疗或同步放化疗等综合治疗。

14 下咽癌术后怎么复查？需要查什么？

下咽癌治疗结束后，常规每 3 个月到正规医院复查，复查项目主要为血常规、生化、喉镜、胃镜、颈部 B 超、颈胸部增强 CT 或 MRI 等。

15 颈部胀痛常见于什么病？怎么治疗？

·颈部胀痛常见病

颈前反复发作的胀痛多见于甲状腺炎，是由各种原因导致的一类累及甲状腺的异质性疾病。最常见的类型为桥本甲状腺炎及亚急性甲状腺炎。

（1）桥本甲状腺炎：即慢性淋巴细胞性甲状腺炎，高发年龄在 30~50 岁，女性发病率是男性的 15~20 倍。该病起病缓慢，发病时多有甲状腺肿大，且质地硬韧，表面呈结节状，边界清楚，常有咽部不适或轻度下咽困难，部分患者可有压迫症状。初期常无特殊感觉，甲状腺机能多正常，少数患者早期可伴有短暂的甲亢表现，多数病例发现时已出现甲状腺功能低下。病患常表现出怕冷、水肿、乏力、皮肤干燥、腹胀、便秘、月经不调、性欲减退等。少数患者可出现甲状腺相关眼病。临床有部分患者可表现为桥本甲状腺炎和毒性弥漫性甲状腺肿并存，甲亢和甲减症状交替出现。

（2）亚急性甲状腺炎：本病呈自限性，是最常见的甲状腺疼痛性疾病之一，好发于 30~50 岁的中年女性。典型的表现为甲状腺剧痛，通常疼痛开始于一侧甲状腺的一边，很快向腺体其他部位和耳根及颌部放射，常常伴有全身不适、乏力、肌肉疼痛，也可有发热，病后 3~4 天内达到高峰，1 周内消退，也有不少患者起病缓慢，超过 1~2 周，病情起伏波动持续 3~6 周，好转后，在数月内可有多次复发，甲状腺可较正常体积增大 2~3 倍或者更大，接触时压痛明显。病后 1 周内，约一半患者伴有甲状腺功能亢进的表现，如兴奋、怕热、心慌、颤抖及多汗等，这些症状是由于急性炎症时从甲状腺释放出过量的甲状腺激素引起的。在疾病消

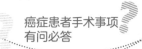

退过程中，少数患者可出现肿胀、便秘、怕冷、瞌睡等甲状腺功能减低的表现，但持续时间不长，最终甲状腺功能恢复正常。

甲状腺炎的治疗

甲状腺炎的治疗一般以对症治疗为主。

（1）桥本甲状腺炎：对轻度甲状腺肿大而无症状者可不予治疗，但应随访观察。甲状腺明显肿大或有甲状腺功能减低时，即使仅有血清促甲状腺激素增高，也应给予甲状腺制剂治疗。甲状腺肿大迅速，或伴有疼痛，或有压迫症状者，可短期应用糖皮质激素治疗。桥本甲状腺炎合并甲状腺功能亢进症者应采用小剂量抗甲状腺药物治疗，一般不用碘和手术治疗，以免导致严重甲减。

（2）亚急性甲状腺炎：主要是对症治疗，以减轻炎症反应和缓解疼痛。轻症者，无需治疗；症状明显者，用阿司匹林、非甾体抗炎药等缓解症状；较严重和迁延病例，主张用皮质类固醇治疗，一般24~48小时内全部症状消失。当甲状腺放射性碘吸取恢复正常，治疗终止。

由于甲状腺炎多为自身免疫性炎症，其炎症的发生及腺体组织的损害为不可逆的过程，因此对于甲状腺炎的治疗只能根据不同发病阶段予以止痛、消肿、抗炎等对症治疗，对于永久性甲状腺功能减退患者，则需长期口服甲状腺激素替代治疗，并定期复查甲状腺功能，及时调整用药量。

16 颈部出现可活动的柔软肿块，需要做手术吗？

颈前可触及的、活动性好的软质肿块多见于甲状腺良性肿瘤，包括甲状腺腺瘤、结节性甲状腺肿、甲状舌管囊肿、亚急性甲状腺炎等。甲状腺腺瘤有引起甲状腺功能亢进和恶变的可能，原则上应早期切除。结节性甲状腺肿一般可保守治疗，但因结节较大而产生压迫症状（呼吸困难、吞咽困难或声音嘶哑）、有恶变倾向或合并甲状腺功能亢进症状时，应手术治疗。甲状舌管囊肿是甲状腺发育相关的先天性畸形，宜手术切除治疗，需切除一段舌骨以彻底清除囊壁或窦道，并向上分离至舌根部，以免复发。亚急性甲状腺炎一般采用内科治疗，注意监测甲状腺功能。

⑰ 颈部肿块都是恶性的吗？

颈部肿块出现的原因很多，大都可分为炎症性的、良性的、恶性的，还有的是由先天性因素等引起的。绝大多数颈部肿块的临床表现具有一定的规律性，成人颈部肿块多为良性肿瘤，恶性肿瘤少见，并以淋巴结转移为主，转移到中、上颈的恶性肿瘤大多来自口腔、鼻腔、咽和喉；转移到下 1/3 颈部及锁骨上区的恶性肿瘤多来自下呼吸道、乳腺、泌尿系等处的恶性肿瘤。根据病程的长短，有专家总结了 3 个 "7 规律"，即 7 天者多为炎症，7 个月者多为肿瘤，7 年者多为先天性肿块。当然，临床不能一概而论。如果患有淋巴结肿块，不要过于紧张，应主动检查，积极配合医院治疗，同时搭配日常护理，避免病情恶化，缓解症状，争取早日痊愈。在饮食上，要避免一些辛辣的食物，以防再对病患处产生刺激，造成病情的恶化。注意卫生也是很有必要的，应定期打扫房间，对房间、碗筷进行消毒，保证食物卫生。

18 颈部淋巴结肿胀时大时小，抗炎治疗无效，会是癌症吗？

正常人体浅表淋巴结很小，直径多在 0.5cm 以内，表面光滑、柔软，与周围组织无粘连，亦无压痛。当机体受到致病因素侵袭后，信息传递给淋巴结，淋巴细胞产生淋巴因子和抗体，有效地杀伤致病因子，同时淋巴结内淋巴细胞和组织细胞反应性增生，使淋巴结肿大。头颈部淋巴丰富，在病理生理状态下，可造成颈部淋巴结肿大。引起颈部淋巴结肿大的原因包括淋巴结反应性增生、淋巴结结核、淋巴组织细胞性增生和恶性肿瘤等，具体如下。

淋巴结反应性增生

淋巴结反应性增生包括非特异性反应性淋巴细胞增生和免疫反应性增生两种。多由生物因素（细菌、病毒等）、化学因素（药物、环境毒素、代谢毒性产物等）及变态反应性刺激等因素引起淋巴结内淋巴细胞、单核巨噬细胞反应性大量增生，表现为淋巴滤泡增大，滤泡旁淋巴细胞增生，坏死增生，导致淋巴结肿大。常见于头颈部各部位的急慢性炎症，如感冒、咽炎、扁桃体炎、腮腺炎等。

淋巴结结核

淋巴结结核多见于青年，淋巴结增大较快且活动度较差，可伴有皮肤局部红肿，发热症状可不明显。

·淋巴组织细胞性增生

淋巴组织细胞性增生一般为双侧颈部多发无痛性淋巴结肿大，非对称性。表现为淋巴结内有大量组织细胞增生，呈片状、灶性或弥漫性分布，同时可有肉芽肿形成，如朗格汉斯细胞组织细胞增生症。此外，淋巴结内有大量尼曼－皮克细胞、戈谢细胞聚集时，亦可引起淋巴结肿大。

·恶性肿瘤

恶性肿瘤分为原发性或继发性恶性肿瘤。其特征为抗炎无效，进行性增大，有时可伴有头颈部恶性肿瘤的常见临床症状，如声音嘶哑、呼吸急促、进食哽噎、回缩性血涕、口角歪斜、口腔溃疡等。无论是原发于淋巴组织的内生肿瘤，如淋巴瘤、淋巴细胞性白血病等，还是淋巴结外转移来的肿瘤，如口腔癌转移至颈部淋巴结、鼻咽癌转移至颈部淋巴结、胃癌转移至左锁骨上淋巴结等，都可表现为无限制增殖的肿瘤细胞在淋巴结内大量增殖，占据和破坏淋巴结正常组织结构，同时引起淋巴结内纤维组织增生及炎症细胞浸润，导致淋巴结肿大。

因此，对于抗感染治疗无明显效果的无痛性颈部淋巴结增大，尤其是短时间内增大超过 3cm 者，应引起重视，及时前往医院就诊。必要时，可行颈部淋巴结穿刺或切除活检，明确病理及原发病灶，尽早治疗。

⑲ 颈部淋巴瘤初起症状有哪些？手术能切除干净吗？

颈部淋巴瘤是一种常见的恶性肿瘤，源于淋巴组织增生。患有颈部淋巴瘤后，早期可出现淋巴结肿大、发热、消瘦等症状，后由于肿瘤增大压迫、侵犯全身组织，还可能会出现吞咽困难、咳嗽、皮肤瘙痒等症状。

颈部淋巴瘤是一种全身性疾病，与机体的免疫系统密切相关。目前主要采取以化疗为主，结合放疗的综合治疗方式，目的在于最大限度杀灭肿瘤细胞，改善生活质量，提高治愈率。临床也可根据个体情况适当选择手术治疗，以明确诊断和减少肿瘤负荷，但手术一般无法切除干净。

⑳ 甲状腺结节需要进行手术吗?

随着体检的普及，在检查中发现甲状腺结节的情况越来越常见，是否需要手术治疗需要结合甲状腺结节的实际情况而定。临床上，绝大部分需要后续外科手术治疗的甲状腺结节往往都是考虑恶性的结节或肿块本身体积很大的良性结节，其他大部分良性的甲状腺结节仅需定期复查，跟踪变化即可。

作为目前检出甲状腺结节最为常见且有效的方法之一，超声检查在判断甲状腺结节良恶性方面有着极其出色的发挥，医生的许多临床建议也是在综合超声结果后给出的。比如，超声上显示的纯囊性结节，或由多个小囊泡占据 50% 以上结节体积、呈海绵状改变的结节绝大部分为良性；而实性低回声结节，尤其是出现结节内血供丰富（甲状腺功能正常情况下）、结节形态和边缘不规则、晕圈缺如、微小钙化、针尖样弥散钙化或簇状钙化等特征时，便需要考虑结节是恶性的可能。

在实际的临床工作中，为了使超声报告更加量化和直观，许多医院会应用危险分层系统对甲状腺结节的恶性可能性进行分组，也就是超声报告中常常看到的"TI-RADS"，在"TI-RADS"后的数字就是结节被分到的具体组别，各个医院使用的危险分层系统标准及结果给出方式不尽相同，但基本上都是数字越大，恶性的可能性越高，通常分组在 4 类及以上的结节需要进一步甄别或治疗。当然有一点要说明的是，危险分层系统的本质是根据甲状腺结节在超声图像上多方面性质进行打分并归类的过程，超声科医师在打分的过程中有一定的主观性，有时也会受到所使用超声仪器的限制，所以超声在对甲状腺结节良恶性判断方面可以作为重要的参考，但不可以最终裁定。实际工作中，具体判断过程可能需要结合多方面因素或者完善穿刺检查后再行判断。

㉑ 甲状腺结节一侧恶性、一侧良性，需要全切除吗？

对于明确恶性的甲状腺结节，如行手术治疗，主要术式包括全/近全甲状腺切除术和甲状腺腺叶及峡部切除术，甲状腺腺叶的部分切除甚至是肿块的剜除是不推荐的。确定甲状腺切除范围需要综合考虑肿瘤分期、肿瘤死亡/复发的危险度、童年放射史情况、家族史情况等多种因素。全甲状腺切除术虽然可以带来减少肿瘤复发率、易于术后监测肿瘤情况、利于放射性碘治疗等益处，但不可避免地会增加甲状旁腺功能损伤和喉返神经损伤的概率。所以具体术式选择需要细化原则，不可一概而论。

（1）甲状腺腺叶及峡部切除术适应证：一般来说，肿瘤局限于一侧腺叶内且单发、肿瘤原发灶 < 1cm、复发危险度低、无童年期头颈部放射线接触史、无颈部淋巴结转移和远处转移、对侧腺叶内无结节的患者，甲状腺腺叶及峡部切除术是非常合适的。

（2）全甲状腺切除术适应证：童年期有头颈部放射线照射史或放射性尘埃接触史；原发灶最大直径 > 4cm；多癌灶，尤其是双侧癌灶；预后不良的病理亚型；已有远处转移，需行术后放射性碘治疗；伴有双侧颈部淋巴结转移；伴有腺体外侵犯等。

其他界于上述两类指标之间的情况则需要医生综合多方因素再行具

体判断。可以看出，是否行甲状腺全切并不是只有结节位置和数量这两个因素，所以当患者仅有一侧甲状腺癌，却推荐行甲状腺全切的情况并不稀奇。

22 甲状腺乳头状癌可以做"美容手术"吗？

为了减轻甲状腺手术患者术后的心理创伤，越来越多的医院开展了甲状腺腔镜手术。甲状腺腔镜手术的目的是将原本的颈部手术切口缩短，或将颈部切口移到其他较隐蔽的位置。目前在国内常见的有胸乳入路、腋窝入路、口腔入路，是将手术切口做于胸壁、腋窝、口腔前庭。是否合适行甲状腺腔镜手术要根据病灶情况、患者身体情况、就诊医院擅长的项目综合而定。当然，甲状腺腔镜手术的适应证不是绝对的，随着术者手术水平的提高、器械的发展，具体的指征把控一直在变化。一般来说，肿瘤原发灶较小、转移的淋巴结少的患者如有强烈的美容愿望，是可以采用甲状腺腔镜手术的。但同时应注意，腔镜手术空间的建立需要分离大片皮下组织，手术时间较常规手术可能延长，术后疼痛感、局部皮肤的麻木感可能更明显。

23 甲状腺癌术后 3 个月，复查甲状腺功能正常，为什么左甲状腺素钠片还要加量？

各家医院甲状腺功能检查涵盖的范围不一，一般包括甲状腺激素 T3、T4 及上游激素——促甲状腺激素（TSH）。对于分化型甲状腺癌患者，手术后服用甲状腺激素类药物（左甲状腺素钠片）也是治疗的一部分，专业上称为 TSH 抑制治疗。治疗的目的是补充患者所缺乏的甲状腺激素，同时抑制分化型甲状腺癌细胞生长。TSH 抑制水平与分化型甲状腺癌的复发、转移和癌症相关死亡密切相关。所以，患者术后甲状腺功能"正常"可能并不是医生想要看到的结果。而达成 TSH 抑制目标的最简单的方法是对甲状腺激素类药物进行调控。患者在术后复查阶段，医生会兼顾肿瘤的复发风险和 TSH 抑制治疗的不良反应制定个性化的抑制目标，患者在术后需遵医嘱，不可盲目自行增减药量。

碘治疗是怎么回事？

碘治疗的含义

甲状腺癌术后的碘治疗，也称作碘 131 治疗或放射性碘治疗，是分化型甲状腺癌治疗的重要手段之一。碘治疗是指在甲状腺切除术后，摄入放射性碘制剂，使其聚集并进入残留甲状腺组织或分化型甲状腺癌病灶内，以完成清除术后残留的甲状腺组织或清除手术不能切除的转移灶等目的，性质上属于内放疗的范畴。

碘治疗的适应证和禁忌证

目前，对术后放射性碘治疗的适应证尚有一些争议。一般来说，肿瘤分期越高、复发风险越高的患者，越推荐行术后放射性碘治疗。临床上，一般需结合外科、核医学科医生意见综合判断。如最终考虑需进行该治疗，也不需要太过担心，遵从核医学科医生医嘱，完成治疗前的准备即可，实际治疗过程一般仅需数日。需要注意的是，妊娠期、哺乳期、计划短期（6 个月）内妊娠者和无法依从辐射防护指导的患者，不宜进行放射性碘治疗。

25 甲状腺癌术后1个月，总感觉颈部勒得慌，不舒服，颈部皮肤麻木，是不是刀口的问题？

皮肤的麻木感是甲状腺癌患者术后非常常见的感受，尤其是肿瘤已转移到侧颈部的患者，在手术中需进行范围较大的侧颈部淋巴结清扫，麻木感更为多见。造成一系列颈部不适感的因素是多方面的，包括手术中切开皮肤和皮下组织、翻起皮瓣等操作，也包括颈淋巴结清扫术后患者颈部组织水肿、术后瘢痕挛缩等预后因素。颈部不适感与手术是否成功并无直接联系。

术后适时、适当地进行康复训练可以有效地减轻颈部不适并加快好转的速度。康复训练一般为成套的颈部动作，各家医院略有不同。另外，由于术后疼痛，患者习惯于长期保持低头耸肩的姿势，使肌肉萎缩和颈肩部关节僵硬，不利于康复，应尽量避免。

26 甲状腺癌术后，能吃鸡肉、鸡蛋和碘盐吗？

甲状腺癌术后饮食是倍受患者关注的话题。在手术后的恢复期，同其他创伤性手术一样，患者应戒烟、酒，避免食用辛辣、刺激、肥腻、坚硬的食物，同时多补充蛋白质及维生素，食物热量应充足以期快速康复。在出院后，可慢慢过度至正常饮食。现有很多关于甲状腺癌术后忌口的说法，但往往无科学依据，或者所提及的患者有其他疾病，因而有忌口。实际上，甲状腺癌术后恢复正常的患者并无绝对明确需要忌口的食材。而医学上对碘摄入的探讨相对多一些，简单来说，对于正常人，碘摄入过少或者过多都会增加甲状腺疾病的发生率，维持正常的碘摄入量是避免甲状腺疾病的有效方法，临床上对术后患者常常推荐的也是正常碘摄入量。但全国各地饮食结构差异较大，基础摄碘量往往不同，比如沿海地区碘摄入较内陆地区多、平原地区碘摄入较山地地区多，因此可根据地方情况酌情调整。

㉗ 甲状腺癌手术后需要补钙吗?

甲状腺癌患者术后是否需要补钙以及以何种方式补钙是根据患者疾病情况、手术情况和术后恢复情况而制定的，患者大可不必因为与其他人补钙方案不同而担心。

甲状腺癌术后需要补钙的原因

之所以甲状腺癌术后有部分患者需要补钙，是因为在甲状腺的两边往往紧挨着 4 个小腺体——甲状旁腺，参与调节人体内钙、磷水平。因为甲状旁腺很小且与甲状腺距离很近，手术当中不可避免地会对它们造成影响，影响较大时会出现一些低钙症状，如口周和指（趾）尖会出现麻木、针刺感甚至抽搐等。不过这种影响绝大多数是暂时的，经过一段时间的修养，甲状旁腺的功能就可以恢复。对于只切除单侧甲状腺的患者，另一侧的甲状旁腺不会受到影响，可以起到代偿的作用，患者几乎不会感受到甲状旁腺功能减低的影响。所以，关注术后血钙的重点对象往往都是甲状腺全切的患者。

甲状腺癌术后补钙的原则

一般来说，对于无症状且血清钙低于 2.0mmol/L 者，予口服补钙；对于无症状且血清钙低于 1.8mmol/L 者，应警惕抽搐的发生，可预防性的静脉补钙。若出现四肢麻木、针刺感等症状，及时予以静脉补钙；若出现抽搐，则应立即给予静脉注射，快速补钙。在临床中，每个人的甲状旁腺恢复情况及对低钙的耐受情况不尽相同，所以具体的补钙方案也会根据具体状况进行调整。

㉘ 甲状腺癌术后能有房事吗？对生育有影响吗？

大多数甲状腺癌患者在术后可以正常地进行夫妻生活。一般来说，如果甲状腺癌患者术后切口愈合好、甲状腺激素水平控制得当，其身体状态与普通人在日常生活方面不会表现出明显的不同，所以并不需要过度担心术后夫妻生活。当然，的确有一些研究报道了甲状腺癌术后患者的伴侣关系及性活动频率变化，但结论往往都是甲状腺癌手术对此影响很小，并且即便有影响，也往往来源于患者本身的焦虑心态。对此，伴侣之间积极的安慰和沟通才是"良药"。

女性甲状腺癌患者在手术后 1 年左右，如身体状态合适且复查中未见肿瘤复发征象，是可以备孕并正常生产的。但仍有如下几点需要注意。

（1）妊娠期间（特别是妊娠 20 周之前），母体甲状腺素（T_4）对胎儿的生长发育非常重要。因此，患者妊娠后，可能需要相对频繁的测量甲状腺功能水平并以此为依据调整甲状腺素类药物的使用。

（2）妊娠期间甲状腺激素受妊娠影响，其正常参考范围并不同于非妊娠妇女，并且随着妊娠时相的变化而变化，故甲状腺素类药物的调整建议咨询相关专业的医生。

（3）目前研究认为，术后进行碘 131 治疗并不会增加流产、早产、死胎等非正常妊娠结局的可能，但推荐妊娠应在碘 131 治疗后 1 年以上，以减少相关影响。

（4）特殊类型的甲状腺癌，如一部分甲状腺髓样癌，是作为多发性内分泌腺瘤综合征的一个部分表现出来的，身体的其他器官或组织仍然有可能有肿瘤存在，是否能够备孕还需要根据其他肿瘤的治疗情况而定。另外，部分甲状腺髓样癌是有遗传性的，可通过辅助生殖技术规避致癌基因的遗传，备孕前后的相关情况可咨询辅助生殖门诊或遗传门诊。

㉙ 为什么甲状腺手术会影响声音呢？会好转吗？

以往认为，甲状腺术后声音质量变化与手术中喉返神经的损伤有关，如果术中神经没有受到明显的机械伤或热灼伤，在柔和地解剖神经的情况下，术后即使有声音嘶哑，一般也认为3~6个月内会自动康复。然而，随着手术技术的精进，除了少数局部很晚期的甲状腺癌，多数大型诊疗机构已经可以将喉返神经损伤率控制在非常低的水平。可是在甲状腺切除术后的前几周，有远远大于喉返神经损伤率的患者会出现不同程度的语音质量异常，包括声音疲劳、低沉、嘶哑、低音等。临床大量数据也表明，在术中没有明显喉返神经损伤的情况下，术后患者仍会出现语音质量的变化。所以，目前认为手术因素（手术范围大小、喉返神经损伤、喉上神经损伤、带状肌损伤等）、麻醉因素（气管插管）、患者因素（年龄、性别、职业等）均会对术后声音质量产生影响。

除了严重机械伤或热灼伤所致的喉返神经、喉上神经损伤外，其余因素导致的发音质量变化多数可在半年内自动恢复，但有少数可持续1年以上。

㉚ 甲状腺癌会遗传吗？

甲状腺癌在病理上分为乳头癌、髓样癌、滤泡癌、低未分化癌。其中，甲状腺髓样癌是具有遗传性的，如果父母中有一人患病，那么子女有 50% 的患病概率。甲状腺髓样癌发病与 PET 基因突变有关，通过家系调查以及外周血基因检测可以帮助判断。

甲状腺乳头状癌是不是遗传病并没有定论，确实有一小部分甲状腺乳头状癌属于基因改变的遗传病，但此类患者占比很小。但一个家族中有多个甲状腺癌患者是很常见的，就是所谓的家族型甲状腺癌，或称为家族聚集甲状腺癌。一般上下各一代的家族中，有两个或两个以上甲状腺乳头状癌患者，即可称为家族聚集甲状腺癌。这可能与相同的饮食及环境等因素有关。

甲状腺滤泡癌及甲状腺未分化癌患者的后代发病率与正常人没有差异，无遗传现象。

第八章
肺部肿瘤相关问题

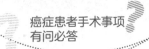
01 为什么不抽烟也不喝酒的年轻人会得肺癌？

平时偶尔会遇见一些很年轻的肺癌患者，30~40 岁，甚至 20~30 岁，不抽烟、不喝酒，甚至不下厨房，避开了常见的肺癌致病因素，但还是很不幸患了肺癌，这是为什么呢？

这涉及每个人的基因，每个人的基因是有差异的，对于肿瘤或其他疾病的易感性也是不一样的。得肺癌的年轻患者，虽然避开了常见的致癌因素，但是不可能完全避开，虽然接触不多，时间也不长，但是其易感性高，因此也容易得肺癌。

那么有没有办法提前知道自己是否容易得肺癌呢？办法是有的。目前基因检测已有这方面的研究，部分医院或机构已经可以做相关检测，预测得肺癌的风险。

02 肺部出现磨玻璃影需要马上手术吗？

肺部发现磨玻璃影，经过复查仍存在，且大小基本相仿，大多数为早期肺癌。如果是混合纯磨玻璃影，医生一般都会建议手术切除。如果是纯磨玻璃影，且 ≥ 8mm，强烈建议手术；< 5mm，建议定期复查；6~8mm 大小，医生就有可能出现不同的建议，有些医生会建议手术切除，有些医生则会建议观察，这两种措施都是可以采纳的。

·纯磨玻璃影

纯磨玻璃影常见的病理为原位腺癌或原位腺癌伴微浸润，手术切除为目前主要治疗手段，术后 5 年生存率 100%。通常选择手术治疗是合理的，但其生长速度缓慢，很多患者结节数年基本不变或略有增大，因此有足够的时间去观察，即使略有增大，再行手术切除，效果一致。那么患者该如何选择呢？主要依据如下。

（1）磨玻璃影的位置：一般位于胸膜下的磨玻璃影，增大后可侵犯胸膜，建议早期处理。位于肺门附近的磨玻璃影，难以行楔形和肺段切除手术，可能需行肺叶切除术，而肺叶切除损伤较大，一般建议定期复查，有增大时再行手术切除。

（2）若同期有其他需要优先处理的疾病，建议定期观察肺部磨玻璃影。

（3）患者心态：若患者经常担心肺部磨玻璃影，导致睡不好、吃不好，无法安心工作、生活，建议早期处理。

（4）年龄：若患者年龄偏大，预期寿命偏短，建议暂不处理。

（5）其他因素：曾有一位 35 岁女性患者，肺部有 6mm 磨玻璃影，对是否手术心有疑虑，深入询问后得知其未生育但 3~5 年内有生育计划。若暂时不处理，患者需经常行 CT 等有放射性的检查，对于备孕及怀孕均有影响，若期间不检查，又担心复查间隔过长，错过了手术时机。对此，建议其及时行手术处理。

（6）建议采纳信任的医生的意见。

多发磨玻璃影

是否手术主要依据多发磨玻璃影的位置分布，如果多个病灶相对比较集中，都在同一个肺叶或大部分在同一个肺叶，其余在同一个肺段，可以考虑手术切除所有病灶。但如果结节分布较为广泛，完整切除需要切除多个肺叶，手术是无法实施的，这是因为患者无法耐受，此时要看有没有主要病灶。主要病灶指多个病灶中最大或伴有实性成分的病灶，如果主要病灶已经具有威胁，应该首先处理掉，其余威胁小的病灶可以继续观察。如果没有明显的主要病灶，多个病灶大小相似且偏小，一般不建议手术处理，应定期观察，观察中如果某个病灶增大或实性成分增多，优先将其处理掉。

除了手术处理，目前还有射频消融等方法，可以同时处理多个肺部磨玻璃影。

03 肺癌手术前为什么要做那么多检查？

肺癌手术前需要做多项检查，主要目的是：①评估肺部肿块，是否高度怀疑肺癌。②如果是肺癌，目前处在什么分期，是否需要手术治疗，还是选择其他治疗。③如果行手术治疗，患者身体能否耐受，同时还要检查传染病等项目。

评估是否高度怀疑肺癌主要依靠肺部 CT 或支气管镜活检。头部 MRI、腹部 CT 以及全身骨显像等，主要是查看脑、肝、肾上腺以及全身骨等肺癌容易转移的地方，也可行 PET-CT 检查。查血、心肺功能等主要是为查看患者有无手术禁忌，能否耐受手术。一般而言，这些检查都是需要完善的，如果患者表现为磨玻璃影等早期肺癌征象，因转移概率接近于零，也可省略部分检查。

04 穿刺是不是一定能明确诊断肺癌？

对肺部肿块进行穿刺，主要目的是获得肿块组织，进行病理检查，以诊断是否为肺癌。但穿刺是不是一定就能明确诊断肺癌？答案是不一定。

如果穿刺病理诊断为肺癌，即明确诊断为肺癌。

如果穿刺病理诊断不是肺癌，并不一定能说明所患不是肺癌。因为穿刺只能从肺部肿块中获得极少部分组织，即使肿块本身就是肺癌，但并非所有组织都是肺癌，相当于肉包子并不是整个都是肉，因此穿刺获得的组织有可能没有取到癌细胞，这时的诊断就是不正确的。为了减少误诊的概率，穿刺的时候，会采取多个方向多次进针，尽量多取得组织，以更好地代表整个组织的性质。当穿刺结果不是肺癌，而医生强烈怀疑是肺癌时，可能建议行第二次甚至第三次穿刺，甚至行手术活检以取得更多组织，明确诊断。当然，如果多次穿刺均诊断不是肺癌，确诊为肺癌的概率相对会小很多，如果不愿意或身体不允许手术活检，可暂时定期观察。若肿块消退或长期稳定，基本诊断为良性疾病，但必要时亦可再次行穿刺或手术活检。

05 肺部肿块手术前一定需要穿刺吗？

穿刺的目的是获得病理诊断，病理诊断具有接近 100% 的诊断可靠性，可以明确告知患者所患疾病是否为肺癌。而临床诊断（主要基于 CT 等影像学检查）的准确性一般在 70%~80% 左右，相当于医生根据 CT 报告和影像图像判断患者是否得了肺癌有相当高的准确性，但并不是 100% 准确。

既然凭 CT 等影像学检查得出的诊断并不是 100% 准确，那么是否在手术前一定需要穿刺以 100% 明确诊断？

答案是不一定。如果临床诊断考虑肺癌，且评估适合手术治疗，不建议行术前穿刺。假设术前行穿刺，诊断为肺癌，则治疗方案为继续手术，且需承担穿刺的风险，多此一举。假设穿刺诊断不是肺癌，又因为穿刺获取组织量有限，不能代表整个肿块的性质，所以并不能说明肿块就一定不是肺癌。此时，需要完整获取肿块行病理检查以明确诊断，而要获取整个肿块，也要行手术，穿刺多此一举。因此，当临床诊断考虑肺癌，且评估适合手术治疗时，不建议行术前穿刺。在肺癌诊疗指南上，也特别对此进行说明，此种情况不建议穿刺。

当临床诊断考虑肺癌，但评估不适合立即手术时，建议行术前穿刺，以获得病理诊断，行新辅助化疗等治疗，为手术争取机会。

当临床诊断不首先考虑肺癌时，也建议行穿刺，以进一步明确诊断，制定诊疗计划。

06 为什么有些肺癌患者可以直接手术，有些却需要先化疗再手术？

同是肺癌（指非小细胞肺癌，小细胞肺癌处理不一样），分期差异很大，处理也就不一样。

早期肺癌

如果是早期肺癌，可以考虑直接行手术治疗。早期肺癌一般指肿块≤ 3cm，且没有明显淋巴结肿大。

晚期肺癌

如果是晚期肺癌，一般没有手术指征者，推荐行靶向治疗或化疗 + 免疫治疗。晚期肺癌指肿瘤转移到肺组织以外或肺内广泛转移。

中期或中晚期肺癌

如果是中期或中晚期肺癌，目前一般推荐先行新辅助治疗，然后再行手术治疗。新辅助治疗可以是化疗或者放化疗，即化疗和放疗同时进行或先后进行，然后再行手术治疗。新辅助治疗的目的如下。

（1）缩小肿瘤及淋巴结，达到降期的目的，提高根治性手术的切除率，并降低手术难度。

（2）消除微小的转移病灶，减少术中播散的机会。与术后辅助治疗相比，效果更佳。

（3）判断肿瘤对化疗药物的敏感性。

07 肺癌手术是微创好还是开放好？是不是开放切得更加干净？

腔镜微创手术和开放手术各有优缺点。在没有腔镜手术之前，都是采用开放手术的方式，随着手术器械的进步以及疾病谱的改变，微创腔镜手术占比越来越高，甚至可以达到90%以上。

开放手术与腔镜微创手术的优缺点

开放手术的优点：操作方便，特别是对于处理困难结构有优势，比如淋巴结致密粘连或包绕血管，开放手术下可以更好地游离淋巴结，如果游离中血管破裂大出血，也可以快速缝合处理。

但开放手术的缺点也很明显：①开放手术创伤大，一般切口需要15~20cm左右，甚至更大。②开放手术需要切断切口下多层肌肉组织并离断肋骨（也有不离断肋骨的情况），术后疼痛更加明显，对术后恢复有明显影响，且术后手臂活动可能会受影响。③开放手术打开及关闭切口所需时间长，诸如切口感染等手术切口并发症较多。④开放手术部分手术视野不如微创腔镜清晰，特别是远离切口的角落，往往只能看到一个边角，给操作带来困难。

腔镜微创手术具有很多优点：①创伤小，切口一般在3~4cm左右，离断肌肉组织少，且无需离断肋骨，术后疼痛相比开放切口轻很多，术后恢复快，对手臂活动影响小。且打开及关闭切口时间短，手术切口易愈合，诸如切口感染等并发症少。②手术中视野好，摄像头可以达到各个角落，且光线充足，视野清晰，清扫深部淋巴结更方便。另外摄像头具有一定放大功能，容易辨别精细结构。

腔镜微创手术的缺点：处理复杂结构有困难；遇到出血情况，腔镜下可能难以处理，特别是大出血情况下，需要快速中转开放，以方便压迫出血口并缝合血管。

·选择腔镜微创手术的原因

综合相比，两者各有优势，但是腔镜占比越来越高，而开放手术越来越少，原因如下所示。

（1）腔镜器械的进步：更清晰的摄像头、可以转弯的切割闭合器，甚至是达芬奇机器人，使医生可以有更好的视野，方便操作，且机器人腔镜下可以完成更多复杂操作。

（2）疾病谱的改变：随着体检的广泛开展，更多肺癌患者在早期被发现，其手术难度相对较低，遇到困难结构的概率低、出血风险小，更适合腔镜手术。

（3）手术技术的熟练：随着腔镜的广泛开展，医生的技术也越来越纯熟，以往在腔镜下无法完成的操作，现在也可以完成，比如腔镜下支气管袖式缝合、腔镜下出血的处理，等等。但开放手术仍具有不可替代的地位，一些困难的手术仍需要采用开放手术。

目前，只要是在腔镜下可以顺利操作的手术，其彻底干净程度与开放手术无异，甚至比开放手术更彻底，这是因为其视野更好。而腔镜下处理有困难的手术，医生也自然会中转开放改成大切口手术，因此不用担心微创腔镜手术能不能切干净的问题。很多时候肿瘤有残留，是因为肿瘤本身超越了可以彻底切除的范围，无论腔镜还是开放手术，均达不到彻底切除。

08 肺癌手术治疗有哪几种手术方式？有什么区别？

目前肺癌的手术治疗方式主要有三种：肺叶切除、肺段切除和楔形切除。

· 肺叶切除

肺叶切除需要切除肺叶，必要时还需要切除一些周围结构，并行支气管袖式切除、肺动脉成型等手术，适合所有可手术的肺癌。肺叶切除这种手术方式切除彻底，同时需清扫肺门及纵隔淋巴结。但目前早期肺癌（CT 表现为磨玻璃影）多采用肺段切除或楔形切除。

· 肺段切除

肺段切除属于肺部分切除术。一个肺叶包含多个肺段，肺段切除相当于一个披萨拿掉其中一块，技术要求相对较高。肺段切除为规则切除，可以切到比较深层次的肺组织，也可对肺段间淋巴结进行活检评估。其主要适用于早期肺癌，患者 CT 表现多为磨玻璃影。因早期肺癌转移可能性极低，因此肺段切除可以达到肿瘤根治效果，并保留更多肺组织。同时，肺段切除术也适用于拟行肺叶切除术但因肺功能欠佳无法耐受的患者。

· 楔形切除

肺楔形切除手术亦属于肺部分切除术，适用范围类似肺段切除术，也为磨玻璃影为主的早期肺癌。行楔形切除术相当于直接咬一口披萨，一般只能切到比较外周的肺组织，无法切到深层次的肺组织，因此适用

137

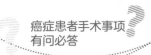
于磨玻璃影位于肺组织外周的患者。同时，其无法对肺段间淋巴结进行活检评估。因此，对于磨玻璃影为主的早期肺癌，推荐行肺段切除。

09 两肺都有结节，一次手术能都切除了吗？

临床上会碰到左右两肺同时都有需要手术切除的肺结节的情况，不少患者想一次手术解决，那么有一次性同时行两侧切除的手术吗？

这并非不可以，但实际操作要考虑以下因素。

· 有无切除的必要性

对于小的磨玻璃影可以定期观察，建议优先切除威胁大的一侧的肺病灶，另一侧继续观察，这样手术风险小，亦不影响疗效。

· 切除范围

如果两侧都要做肺叶切除，一般不建议同时切除。因为人能耐受的最大肺叶切除范围是两叶，若两侧同时行肺叶切除，肺组织损失多，疼痛和术后不适加重，且当一侧肺出现感染等并发症时，会给患者带来很大的危险。这时更多的是采取分次手术的方案，先切除威胁大的一侧的病变，一般 1 个月以后，等患者恢复后再行另一侧肺的病变切除。这样更加安全，也不至于耽误肿瘤的治疗。

如果一侧行肺叶切除，另一侧行肺段或楔形切除，因肺段和楔形切除相对损伤较小、并发症少，若患者体质可，可考虑同时切除两侧病变。

如果两侧都是肺段或楔形切除术，一般可以考虑一次性切除。

· 患者体质

因为两侧肺的手术创伤较一侧大大增加，所以对于体质一般的患者，无论手术大小，都不建议同时行两侧肺组织切除手术。

⑩ 肺部术后需要注意什么？

肺部手术后大大小小需要注意的点有很多，下列为常见的注意事项。

· 术后平卧 6 小·时

肺部手术无论大小，都采用全麻，因此术后要求平卧 6 小时，不能进食、进水。这主要是为了防止麻醉药的不良反应，最常见的是恶心呕吐、低血压等。如果进食、进水，胃内容物增多，呕吐时呕吐物增多，容易造成误吸等致命问题。

· 主动勤咳嗽

肺部手术以后，肺内分泌物（痰液）增多，特别是手术侧肺，如果不能及时排出，容易造成肺部感染，又因疼痛等问题，肺通气不足，容易造成肺不张（肺组织没有完整膨胀开）。咳嗽时，胸腔内压力增加，可以促进痰液排出，促使肺复张，有助于肺恢复。特别是长期抽烟的老年患者，常年有咳嗽、咳痰，多伴有慢性肺炎和肺大疱等基础问题，肺部手术以后痰液大大增加，若不能及时咳出，极易造成肺部感染，严重时需转入重症监护室行气管插管，用机器辅助呼吸。同时，肺部感染的出现会带来更多问题，最终有可能导致患者死亡。因此，术后勤咳嗽可以减少很多并发症的发生，缩短恢复时间。除了身体引起的咳嗽，建议患

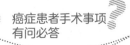
者主动频繁咳嗽，且咳嗽时需行有效咳嗽。不少患者因疼痛咳嗽很浅，虽然咳嗽次数多，但并不能有效地将肺内痰液咳出。

·早期下床活动

手术以后，因疼痛及身上带有引流管等原因，患者多不愿意活动，而长时间躺在病床上，容易发生比较少见但是很危险的并发症——静脉血栓，继而是肺栓塞或脑栓塞。静脉血栓一般形成于双下肢静脉，可以理解为血凝结成块，血块附着在血管壁上造成的损伤，有血栓侧的下肢静脉引流不畅，造成下肢肿胀，而没有血栓侧的下肢是正常的。但一旦血块掉下来，便会随着血液流动，若游走到同其大小相近的血管时，就会卡住。血栓最常卡住的位置是肺动脉，其次是颅内动脉，导致肺栓塞和脑栓塞。肺栓塞的常见症状是下床活动时突然瘫倒在地、胸闷气急、大汗淋漓，一般来势凶猛，死亡率很高。

预防肺栓塞首先就是要预防下肢静脉血栓形成，除了低分子肝素等抗凝药物的使用，还要及时活动。在血栓形成前下床活动，加快血液流速，使血栓不容易形成。但一旦一侧下肢肿胀，怀疑有下肢静脉血栓形成时，则不能下床活动，不然容易造成血栓脱落，导致肺栓塞或脑栓塞。这时需要抗凝甚至取血栓等治疗。因此，术后要早下床活动，在血栓形成前即开始活动。

·不要担心止痛药的使用

很多患者都担心止痛药的使用会带来很多不良反应，因此明明有疼痛却硬忍着，但疼痛会影响咳嗽、活动以及睡眠，对患者的恢复不利。目前的止痛药物经过更新换代，不良反应已经很小，也不会成瘾，而且止痛药的使用主要集中在术后前几天，持续时间短。因此，有明显疼痛时，患者无需忍耐，可要求使用止痛药。

引流管和水封瓶

肺部手术以后，一般手术侧胸腔会放置一根胸腔引流管，下接水封瓶，主要目的是将胸腔内的液体或者气体引出，促进恢复。患者及其陪护人员要关注引流瓶内引流情况，如果短时间内有大量鲜红色液体引出，需及时告知医护。这可能是术后胸腔内出血，必要时需及时再次手术。此外，患者活动后需注意引流管是否扭转，扭转会导致不畅，胸腔内液体、气体不能及时排出。

手术后往往还有更多的问题，建议及时当面询问医生。

⑪ 肺部术后反复痰中带血是正常的吗？

很多肺部手术患者术后都会遇到一个问题，就是咳嗽时痰中有血，而且持续好几天，这是正常的术后反应。

肺部手术后，肺组织有很多损伤的部位，包括支气管的残端以及其他肺组织，在未完全愈合时会少量渗血，渗血进入到气管里，咳嗽时就会随着痰液排出，表现为痰中带血。特别是行肺段或楔形切除手术的患者，因为肺是部分切除的，相当于一个西瓜切了半个，留下半个西瓜的切面，西瓜汁就会渗出来，所以患者术后咳嗽带血的可能性大大增加，而且持续时间较长，可能会达到1~2周。行肺叶切除术的患者反而痰中带血的可能性较低。

总体而言，痰中带血会随着患者术后的恢复逐步减少，直至停止。如果一直有痰中带血，建议再次就医。

12 肺癌术后声音嘶哑是怎么回事?

有少部分患者在肺癌术后会出现声音嘶哑,主要是由两个原因造成的。

气管插管所致

肺癌手术需要全麻并行气管插管,有可能损伤声带导致术后声音嘶哑。单纯气管插管造成的声音嘶哑一般恢复较快,1~2周即可恢复。

神经损伤所致

肺癌手术需要清扫淋巴结,特别是左侧有一组淋巴结叫4L组淋巴结,位置在左侧喉返神经旁,清扫时容易损伤左侧喉返神经,而喉返神经控制声带,因此会造成术后声音嘶哑。右侧喉返神经因为位置偏高,一般很少会受损伤。此种原因造成的声音嘶哑恢复缓慢,需要神经恢复声音才会逐渐恢复,一般需要3~6个月,部分患者恢复更慢。

13 肺癌术后反复感到切口前后有隐痛,是复发了吗?

有相当一部分肺癌手术患者在术后几个月甚至几年后会感到切口前、后反复隐痛(通常是切口前方),或呈火烧样或针刺状,疼痛反复出现,使患者担心是不是肺癌复发了。其实,此为肋间神经损伤所致。

无论微创还是开放手术,肺部手术均需从肋间进入(也有不从肋间进入的，但很少）。手术电刀从肋间切入时，虽然手术医生会从肋骨上缘进入，以减少肋间神经损伤（肋间神经常位于肋骨下缘），但还是会损伤甚至离断肋间神经。

肋间神经的控制范围包括其前方的皮肤，损伤或离断肋间神经就会导致切口前方皮肤疼痛。术后刚开始的一段时间，患者会以为这是切口未恢复好造成的正常疼痛，不会重视。但是几个月甚至几年以后反复出现的疼痛，患者往往会担心。这是因为神经损伤恢复非常慢，疼痛可以维持很长时间。而神经离断往往导致神经无法恢复，疼痛会一直存在，反复出现。一般而言，此种疼痛会随着时间的延长逐渐缓解，且多为阵发性，对生活影响小。

⑭ 肺癌术后切割闭合器的钉子留在肺里，有没有什么影响？会不会对做磁共振有影响？

肺部手术经常需要用到切割闭合器，可大大降低手术难度，减少手术时间，但是手术后会有钉子留在患者胸腔内，部分患者担心钉子会造成后续影响。其实，无需担心。

切割闭合器的钉子为钛合金材质，性质稳定，也不会生锈，留在体内不会有不良反应，而且其往往会很快被胸腔内纤维组织包裹，不会移动。且所用钛合金无磁性，不会对磁共振有影响。

⑮ 肺癌术后有什么饮食禁忌？海鲜和鸡肉能吃吗？

很多手术患者都很关注术后的饮食问题，特别关心诸如海鲜、鸡肉等发物能不能吃。

首先，术后患者需要严格戒烟。其次，并无特别不能吃的食物，没有特别的饮食禁忌。

"发物"来自中医，指吃了以后容易引起某些疾病加重的食物。按现代观念理解，多指容易过敏的食物，或者是如海鲜等容易造成感染的食物。不常吃海鲜的人偶尔吃海鲜容易造成腹泻，实际是细菌造成肠道感染导致的。过敏的食物自然不建议吃，无论有没有得肺癌都不建议吃。那肺癌患者能不能吃海鲜呢？事实上，并没有绝对的禁忌，只要将海鲜充分煮熟，是可以正常食用的。

另外，有一些相对需要注意的饮食问题。①辛辣等刺激物，比如辣椒，容易引起咳嗽，术后一段时间内不建议吃，但是手术恢复后可正常食用。②油腻食物，术后一段时间内人体机能尚未完全恢复，不易消化油腻食物，因此开始时也不建议食用。手术恢复后可以偶尔进食，但长期食用显然不利于健康。

总体而言，并没有因为肺癌而不能食用的食物，即使有，也是因为常见的原因，并非肺癌造成的。当然，术后短期内建议食用温和、有营养、容易消化的食物，有利于患者恢复。

⑯ 肺癌术后是不是就不能干体力活了？

肺癌术后能不能干体力活主要看肺组织切除的多少，一般有以下几种情况。

（1）行两叶肺的切除，常见左全肺的切除，患者肺组织损失多，一般无法耐受高耗氧活动，因此不建议干体力活。

（2）行一叶肺的切除再加一个肺段或者楔形切除，肺组织损失相对较少，尚可干一些轻体力活。

（3）行一叶肺切除的患者，尤其是右中叶，肺组织损失更小，经过一段时间恢复，大部分患者可以进行轻或中等体力劳动。

（4）行一个肺段或肺楔形切除的患者，肺组织损失很少，经过一段时间恢复，基本可恢复至术前相同水平，可以干与术前一样的体力活。

当然，每个患者情况不同，基础疾病不一样，术后恢复也不相同，能恢复到什么程度也略有差异，需要患者不断去尝试适合自己的活动。同时，虽然肺组织减少了，但是剩余的肺组织可以膨胀，可恢复部分肺功能。总之，肺部手术以后并不意味着就丧失了劳动力，或丧失了诸如跳广场舞等活动的能力，也一样可以承担一定的劳动，一样可以活得精彩！

⑰ 肺切了以后还能再长出来吗？

肺切除以后无法再生长，但是剩余的肺组织可以充分膨胀，填补肺组织切除后剩下的空腔，类似把气球吹得更大，相当于变相的肺部组织再生，可以恢复部分肺功能。

⑱ 肺癌术后隔多久复查一次，要查些什么项目？

一般而言，建议肺癌术后2年内每3个月复查一次，3~5年每半年复查一次，5年以后每年一次。复查的项目主要为胸部及上腹部CT、血常规、生化及肺部肿瘤标志物。

复查的目的主要是检查肺癌有没有复发或者转移。最常见复发的位置为肺癌切除区域周边，因此胸部CT是必查的。常见转移部位包括肝、肾上腺、骨和脑，上腹部CT包含了肝和肾上腺。血常规、生化主要查看一般情况，若碱性磷酸酶增高，提示骨转移的可能。肿瘤指标可较好地预测复发转移的风险，如果有明显增高或持续增高，需引起重视。对于有骨痛或者头晕、头痛的患者，建议行全身骨显像和同步磁共振的检查。

另外，目前有很多早期肺癌的患者手术时 CT 影像多为磨玻璃影，复发风险小。此类患者复查时间可以延长，建议术后 2 年内每半年复查一次，3 年以后每年复查一次。

⑲ 肺癌术后如果检查提示复发了，还能再行手术治疗吗?

一般而言，肺癌术后如果提示复发了，是没有手术机会的，通常会采用化疗、靶向治疗或者放疗的手段。

但是也有少数情况可以再次手术。主要是指行肺部分切除术的患者，术后复查时发现原手术区域局部复发，且未发现其他转移征象，可考虑再次行肺叶切除术。

第九章
胃部肿瘤相关问题

01 什么是胃间质瘤?

胃间质瘤是消化道常见的肿瘤之一,占胃肠间质瘤的大部分,是由基因突变引起的。在肿瘤比较小的时候,一般没有明显的症状,仅可有上腹部不适或者类似溃疡病的消化道症状;肿瘤较大的时候,可以在腹部触摸到肿块;当肿瘤侵犯到胃肠道腔内时,可有消化道出血的表现,如黑便或柏油样便等。

该疾病通过相应检查可明确诊断,如钡餐造影、胃镜、CT、MRI 等。

胃间质瘤是一种具有恶性潜能的肿瘤,在治疗上,一般首选手术治疗。对于不可切除或者术后复发转移者,可通过药物进行治疗,如甲磺酸伊马替尼片等。

02 什么是胃淋巴瘤?

胃淋巴瘤是胃恶性肿瘤中的一种。不同于起源于上皮组织的胃癌,胃淋巴瘤起源于黏膜下层淋巴组织,是一种不一样的胃"癌"。

胃淋巴瘤发病年龄以中老年居多,且男性的发病率较高。其早期症状没有特异性,所以常被误诊为胃溃疡或者胃癌。胃淋巴瘤最常见的症状为上腹痛,可伴有恶心、呕吐、体重下降、消化道出血、贫血等,部分患者上腹部可触及肿块,也可以出现不规则发热等表现。

对于胃淋巴瘤的检查常规有 X 线钡餐检查、CT、胃镜等,然而对明确诊断作用有限,超声内镜(EUS)可判断胃淋巴瘤浸润胃壁深度与淋巴结转移情况,结合胃镜下多部位较深活组织病理检查,可显著提高诊断率。

就治疗而言，早期低度恶性胃淋巴瘤可采用抗幽门螺杆菌（HP）治疗，而对于抗生素治疗无效的病例可能存在潜在的高度恶性的病灶，可以选择放化疗。由于放疗、化疗、抗 HP 治疗等，取得的高有效率、器官保留以及生活质量的优势，手术切除对于原发性胃淋巴瘤的治疗意义不大。

03 什么是胃癌?

顾名思义，胃癌就是发生在胃部的癌症，是起源于胃黏膜上皮的恶性肿瘤。胃癌是最常见的恶性肿瘤之一，在我国消化道恶性肿瘤中居第二位，好发于中老年人。

胃是一个可以容纳食物的空腔，胃癌就长在这个空腔的内壁。胃壁（从内层到外层）可以分为黏膜层、黏膜下层、肌层和浆膜层，胃黏膜具体又可以分为三层，最表面的一层是黏膜上皮层，而胃癌就是起源于胃壁最表面的一层，即胃黏膜上皮。随着疾病进展，肿瘤逐渐向外侵犯。

根据大体形态，胃癌可以分为早期胃癌和进展期胃癌。局限于黏膜层或黏膜下层的胃癌叫早期胃癌；再向外累及到肌层、浆膜层的胃癌叫进展期胃癌，属于中晚期胃癌。

04 哪些症状提示可能得了胃癌?

时常听闻身边的人平时身体很好，但体检后发现得了胃癌，而且是比较晚期的程度，所以有人说胃癌早期没有特别的症状。真的是这样吗？胃癌在早期真的很难被察觉吗？

其实，当出现不明原因的上腹不适，包括但不限于腹痛、腹胀、恶心呕吐、反酸嗳气等症状，饮食习惯与大便习惯改变，例如食欲减退或腹泻、便秘等，以及诸如不明原因的贫血等相关症状时，都应该警惕起来，不能当作普通胃痛或一般胃溃疡处理，用胃药掩盖病情，而是要去医院做进一步诊治。

特别是长期饮食不规律、有烟酒史、幽门螺杆菌阳性的人群，更应对上述症状予以重视。另外，定期的体检也是早期发现胃癌的有效手段。

05 胃镜下发现的肿物一定是胃癌吗？

胃里发现的肿物不一定是胃癌。肿物分为良性、交界性和恶性三种，一般所说的胃癌是指胃的恶性肿瘤，病理多数为腺癌。

胃良性肿瘤约占全部胃肿瘤的 2% 左右，按组织来源可分为黏膜上皮细胞良性肿瘤和间叶组织良性肿瘤。前者常见的有胃腺瘤和腺瘤性息肉，多见于胃窦部；后者主要包括平滑肌瘤、纤维瘤、脂肪瘤、血管瘤、神经纤维瘤等，最常见的为平滑肌瘤，多见于胃体和胃窦部。胃镜检查及活检有助于诊断。手术切除是胃良性肿瘤的主要治疗方法。

胃肠道间质瘤是消化道最常见的间叶源性肿瘤，主要位于肌层内，黏膜相对完整，超声内镜可明确肿瘤来源。胃肠道间质瘤是具有恶性潜能的肿瘤，也就是说它是有可能成为恶性肿瘤的，为交界性肿瘤，首选手术治疗。

胃的恶性肿瘤包括胃癌和胃淋巴瘤，胃淋巴瘤占胃恶性肿瘤的 3%~5%。

06 胃癌可以用微创手术治疗吗?

手术治疗是目前治疗胃癌最有效的手段，也是胃癌的首选治疗方法。胃癌微创手术是以尽可能小的创伤达到治疗疾病的目的，打破了手术必须剖腹的传统外科观念。它以最小切口创伤完成原本需要大切口才能完成的手术，具有创伤小、恢复快、并发症少等优点。目前主要有内镜下手术、腹腔镜手术和达芬奇手术。随着微创手术临床研究的不断深入、医生操作水平的不断提高，原本局限于早期胃癌的微创手术，已经可以用于部分进展期胃癌的患者中。

从手术后的短期疗效、术后胃肠道恢复时间、进食时间、下床活动的早晚来看，腹腔镜微创手术均优于开腹手术。从术后的长期疗效来看，腹腔镜手术与开腹手术的五年生存率没有明显区别。有研究提示，腹腔镜手术的疗效优于开腹手术。

07 怎么选择胃癌的手术方式?

治疗胃癌的手术方式是根据胃癌分期、淋巴转移情况及患者全身情况决定的，分为根治性手术和非根治性手术两类。根治性手术应当完整切除原发病灶，并且彻底清扫区域淋巴结，重建消化道；非根治性手术主要包括姑息手术和减瘤手术。

早期胃癌通常采用内镜下切除，包括 EMR（内镜下黏膜切除术）和 ESD（内镜黏膜下剥离术）。临床上，胃癌手术方式的选择具体如下所示。

（1）早期和进展期胃癌手术治疗首先需要选择具体的手术方式，包括腹腔镜手术、机器人手术、开腹手术。

（2）再根据胃切除的部位，分为远端胃切除、保留幽门的胃部分切除、近端胃切除和全胃切除。

（3）胃癌根治术中，淋巴结清扫范围分为 D1、D1+、D2 手术。目前公认的胃癌根治手术的标准术式是 D2 淋巴结清扫的胃切除术。

胃癌手术方式的命名是：（1）+（2）+（3）。例如：腹腔镜下远端胃切除术 +D2 淋巴结清扫。

消化道重建包括远端胃切除的 Billroth Ⅰ 式（胃与十二指肠吻合）和 Billroth Ⅱ 式（十二指肠断端缝闭，胃和空肠吻合），以及胃空肠 Roux-en-Y 吻合；全胃切除的 Roux-en-Y 吻合、Roux-en-Y 吻合空肠储袋重建和空肠间置代胃术；近端胃切除的食管残胃吻合、管状胃 - 食管吻合和空肠间置代胃术。

08 胃癌术前需要做哪些检查?

胃癌患者在手术之前往往要进行许多检查，这不仅是为了更好地评估病情，更是手术能够顺利进行的必要保障。那么，在胃癌手术前需要做哪些检查呢? 具体如下所示。

（1）三大常规（血常规、尿常规、粪便常规）、血生化、凝血功能、血清四项（乙肝、丙肝、梅毒、艾滋）、血型与交叉配血是所有手术前必不可少的。

（2）心电图/超声心动图、胸片/胸部CT有助于了解患者的心肺功能，是判断患者能否耐受手术的关键，从而排除一些手术禁忌。

（3）胃镜结合病理活检是诊断胃癌的金标准，同时也可以明确肿瘤的位置、组织学类型、分化程度，从而制定治疗方案。

（4）上腹部CT有助于判断肿瘤的大小与确切位置以及跟周围脏器的关系，并且可以判断周围淋巴结与远处转移的情况，是制定手术方式的基础。

⑨ 胃癌术前为什么要进行腹腔灌洗细胞学检查？

腹腔灌洗细胞学检查是检查腹腔游离细胞的金标准，已成为预测潜在性腹腔转移的重要手段，不仅有助于诊断病情和判断预后，还有助于治疗方法的选择。

腹腔转移及复发是胃癌患者的主要致死原因之一。腹腔内如果存在游离的癌细胞，就意味着已经发生了腹腔转移，是评估是否需要进行胃癌根治手术的判断依据。

正确的胃癌术前分期对选择合理的治疗方案、评价预后等具有重要的指导意义，弥补了影像学检查的不足。

⑩ 术前如何判断胃癌处于早期还是晚期？

目前，临床上术前胃癌分期主要是通过影像学检查来判断，常用的检查有内镜超声、腹部或盆腔 CT、胸部 CT 等。其中内镜超声是目前首选的检查，因为在内镜下可以直接观察到胃里面的病变情况，同时通过超声的帮助，可以了解到胃癌对胃壁结构的侵犯情况。内镜超声还可以了解胃周淋巴结、肝脏等转移的情况，有助于胃癌的诊断、临床分期和术前新辅助治疗的疗效评估。

在术前进行相关辅助检查有助于对病情进行充分评估，指导下一步治疗。因此，患者就诊时需配合医生，完善相关检查，共同做好术前评估工作。

⑪ 胃癌手术需要切除多少？

胃癌手术需根据病情选择合适的手术术式，不同手术术式切除范围也有所不同。

常见的几种胃癌手术术式如下。

（1）全胃切除术：指含食管胃结合部和幽门的全胃切除。

（2）远端胃切除术：指含幽门的胃切除，保留贲门。标准手术为切除胃的 2/3 以上。

（3）保留幽门胃切除术：指保留胃上部 1/3 和幽门胃窦部 3~4cm 的切除。

（4）近端胃切除术：指含食管胃结合部的胃切除，保留幽门。

切除范围：胃切断线要求距肿瘤边缘至少 5cm，远侧部癌应切除十二指肠第一部 3~4cm，近侧部癌应切除食管下端 3~4cm，保证切缘无肿瘤残留。

另外，在以治愈为目标的手术中，手术断端应保证距肿瘤边缘有足够距离的切除范围。

⑫ 什么是胃癌的转化治疗？

转化治疗是指将不可切除的胃癌转化为可切除胃癌，然后切除肿瘤。有些胃癌患者初期可能因为手术技术原因，或者由于肿瘤分期晚原因，肿瘤不能做到 R0 切除即根治性切除。但通过化疗、放疗、靶向治疗、免疫治疗等，可将不可切除的肿瘤转变为可以 R0 切除，改善患者预后，提高生活质量。

转化治疗的作用：①通过转化治疗降低胃癌分期，重获手术机会。②减小肿瘤负荷，减少术中肿瘤细胞的播散。③转化治疗时可以了解肿瘤对什么药物敏感，指导后续的用药选择。

并不是所有胃癌患者都能转化治疗成功，获得可手术机会，部分患者可能对转化治疗不敏感。转化治疗也有风险，比如可能诱导患者耐药，可手术切除患者可能因为疾病进展而失去手术机会等。

⑬ 胃癌可以行姑息切除术吗？

胃癌可以行姑息切除术。胃癌姑息切除术是指医生在发现患者的原发肿瘤已经无法完全切除，但肿瘤会导致消化道梗阻、穿孔、出血等并发症时，为了提高患者的生活质量而进行的手术。常用的手术术式为胃切除术、胃空肠吻合术、空肠造口和穿孔修补术等。胃癌的姑息性手术是以减轻症状为目的的手术，并不是以求完全切除肿瘤的根治性手术。姑息性手术的目的只是减轻患者机体的肿瘤负荷，缓解症状，减少发生出血、穿孔等严重并发症的概率。

⑭ 胃癌患者伴有肝转移还能手术吗？

胃癌最常见的转移器官是肝。胃癌肝转移的总体发生率约 9.9%~18.7%。很多人疑惑胃癌伴转移还能手术吗？事实上，能否手术得评估。

随着现代治疗技术和诊疗理念的进展，胃癌肝转移治疗有了许多新的选择，并逐渐形成以多学科综合治疗协作组（MDT）为核心的治疗模式。胃癌肝转移的多学科综合治疗主要包括系统治疗（全身化疗、靶向治疗和免疫治疗等）、手术切除、局部物理治疗和放射治疗等疗法。根据

《胃癌肝转移诊断与综合治疗中国专家共识（2019 版）》，胃癌肝转移可分为三型：可切除型、潜在可切除型和不可切除型。

若胃癌肝转移患者来医院寻求治疗，医院会对患者的病情展开 MDT（多学科综合治疗协作组）讨论，即邀请多学科如内科、外科、影像科、病理科、放疗科等的医生一起共同商讨制定最佳的治疗方案。

根据 MDT 的综合评估，若患者的胃原发灶和肝转移灶都可以手术切除，则为可切除型，可选择直接手术切除或先系统治疗后再手术。若评估结果为潜在可切除型，可先行术前系统治疗（争取应用联合化疗方案配合靶向治疗），以争取手术机会，当具备根治性切除可能时，才推荐手术治疗。若评估结果为不可切除型，则不建议手术。

MDT 会根据患者的病情，合理选择化疗、靶向治疗、免疫治疗或联合治疗等综合治疗的个体化方案，以延长患者生存期，提高生命质量。但若患者出现了并发症，如穿孔、梗阻、出血等，可行姑息手术以缓解症状。除此之外，不建议行减瘤手术。

⑮ 胃癌手术切口怎么护理？

胃癌术后的护理是胃癌治疗的关键步骤，护理得当可延长患者的生命，提高患者的生活质量。而术后切口护理是其不容小觑的关键之一。

现胃癌相关手术有开放式和微创手术（腹腔镜手术）两种方式。显而易见，微创手术切口更小，但仍然需要重视。医生会视术后切口纱布的渗液情况给患者换药，一般 2~3 天换药一次，以保持创面的干燥与洁净。无论微创还是开放式手术，都会在腹腔内放置引流管，在换药过程中也要注意对引流管进行消毒。

患者出院前，医生一般都会完成"拆线""拔管"等操作，待出院后，患者应当自行注意伤口情况，若有剧烈疼痛或大量渗血等情况，应尽快就近就医。在拆线后，应避免剧烈运动，要注意对切口的保护。

⑯ 胃癌术后用药需要注意什么？

手术治疗是胃癌的外科治疗手段，需要根据患者病情与体质配合诸如放疗、化疗、免疫治疗等内科治疗，才能达到理想的治疗效果。在胃癌术后，需要视术后病理情况和患者身体情况决定患者后续内科治疗方案，一般会建议患者在术后 1 个月来院复诊，评估相关情况，给予恰当用药方案。

当然，在后续化疗疗程中，患者需要每周查一次血生化与血常规，监测患者的免疫系统功效。医生也会视患者血液指标配合使用升血小板药、升白细胞药等辅助治疗。若患者在化疗中出现严重不良反应，或患者血常规指标急剧变化，均应立即至医院就诊，遵医嘱暂停化疗药物或更改化疗方案。

⑰ 胃癌术后有哪些并发症？

胃癌手术后会有一定概率发生并发症，根据时间发生的早晚，分为术后早期并发症和术后远期并发症。

术后早期并发症包括术后出血、术后胃瘫、术后胃肠壁缺血坏死、吻合口破裂或漏、十二指肠残端破裂、术后肠梗阻等。

术后远期并发症包括倾倒综合征、碱性反流性胃炎、溃疡复发、营养性并发症、残胃癌等。

其中，比较常见的并发症有术后出血、术后感染、吻合口瘘及胃肠蠕动障碍（即胃瘫）等。

因此，医生查房时，应经常观察患者的引流液并询问伴随症状，以判断是否发生了术后并发症。

⑱ 胃癌术后出现反流、烧心怎么办？

在胃癌手术后，由于胃被部分或是完全切除，其应有的抗反流作用减弱，导致食物与消化液容易反流至食管，患者感到烧心。那么应该怎么缓解这种症状呢？

首先，在胃癌手术后应合理饮食，做到少食多餐，尽量吃清淡、易消化的食物，保持营养均衡，并且应避免在餐后短时间内平卧，这样可以减少反流的发生。其次，若是症状明显而自行控制效果不佳，可以在医生的指导下，对症服用胃肠道黏膜保护剂、促进胃肠道动力的药物来控制与缓解症状。此外，可以适当地对肠胃进行按摩，或是采取中医调理，促进胃肠道的活动，也能够有效缓解反流、烧心的症状。

⑲ 胃癌术后出现吻合口瘘怎么办？

吻合口瘘系由于吻合口处组织壁缺损使消化道腔内内容物向腔外漏出，是消化道手术后的并发症之一。胃癌术后可能由于组织水肿、组织张力过大、局部感染、营养不良等原因导致吻合口漏。虽然，随着吻合器械和操作技术的进步与发展，吻合口相关并发症发生率已明显下降，但目前研究显示仍然有约 1.2%~14.6% 的发生率。那么出现吻合口瘘该怎么办呢？临床上，吻合口瘘有轻重之分，相应的处理措施也会有所不同，具体如下所示。

（1）如果吻合口瘘很小，患者没有不适，则无需特殊治疗，仅禁食，予营养支持治疗，观察及等待痊愈即可。

（2）如果吻合口瘘有少量液体漏出，患者有局部疼痛不适的症状，而全身症状不明显，则先保守治疗和观察，进行充分引流、积极抗感染治疗、营养支持治疗等处理，并根据患者症状和体征等判断保守治疗的有效性，以决定继续保守还是手术治疗。

（3）如果吻合口瘘比较大，有明显腹膜炎或出现休克的患者，首选的治疗应该是手术。术中尽可能清除腹腔内污染物，同时充分引流。

⑳ 胃癌术后饮食需要注意什么？

现代外科快速康复理念认为，胃癌手术患者应尽早恢复经口进食及饮水，术后早期肠内营养可促进肠道功能早日恢复，维护肠黏膜功能，防止菌群失调和移位，还可以降低术后感染发生率，缩短术后住院时间。所以现在的术后管理与以前有很大的不同，术后条件允许的情况下，越早进食越好。

·术后饮食指导

术后清醒即可少量饮水。术后第一天，开始口服液体或者少量清流质食物 500~1000ml，以后每天逐渐增量，增至 2000~2500ml 时，可考虑停止静脉滴注。恢复通气后，可转为半流质饮食。饮食原则：不吃刺激性食物，少食多餐，不吃胀气以及过甜的食物；就餐以后需要平卧 20~30 分钟。

如果术后胃肠功能恢复正常，则饮食原则为：食物呈半流质状，保证蛋白质摄入，饮食纤维的含量要少，少食多餐，注意避免过甜和过咸的饮食。如果发现进食后出现恶心与腹胀等症状，应该暂停进食。

·出院后饮食指导

出院后，应该逐渐建立比较好的日常饮食习惯，要多吃新鲜的、营养丰富的果蔬，少吃盐、咸菜与腌菜，不吃油煎与酸辣的食物，每天饮食营养要搭配合理，具体如下。

（1）要讲究营养，多吃植物性食品。

（2）摄入足量的蛋白质。

（3）多吃富含维生素的食物。

（4）食用富含淀粉与蛋白质的主食。

（5）不吃难消化的食物。

（6）不吃酸渍、盐腌、霉变、烧烤、烟熏等食物。

（7）适当运用中医饮食疗法。

㉑ 胃癌术后预后如何？

决定胃癌手术预后的影响因素有很多，其中判断患者术后 5 年生存率的一个重要因素就是肿瘤的病理分期（pTNM 分期）。如果肿瘤尚局限在胃黏膜层或黏膜下层，不论有无区域淋巴结转移（pT_1NxM_0），都属于早期胃癌，早期胃癌患者术后 5 年生存率能达到 90%。若肿瘤浸润深度超过黏膜下层，就属于进展期胃癌了，进展期胃癌患者术后 5 年生存率在 30%~70% 左右。随着病理分期变差、区域淋巴结转移数增多，5 年生存率也随之降低。所以，建议定期做胃镜检查，做到早发现、早治疗。

㉒ 胃癌术后复查如何安排？

在胃癌手术后，患者都需要定期复查，从而更好地监测病情。那么胃癌术后复查应该如何安排呢？

对于早期胃癌，术后3年内每6个月复查一次，3年后每年复查一次。

对于中期或中晚期胃癌，术后3年内每3个月复查一次，3年后每6个月复查一次，5年后每年复查一次。

每次复查均应检查血常规、生化指标、消化道肿瘤标志物（包括癌胚抗原、糖类抗原19-9、糖类抗原125、糖类抗原72-4、糖类抗原242等）。

术后每6个月应做一次腹部增强CT（第一次在术后3个月做），术后化疗的患者应在第一次化疗前做一次CT。

术后每两年应做一次胃镜（第一次在术后1年做）。

具体的复查方案应以就诊医院以及医生要求为准，术后化疗或有后续治疗患者应遵医嘱，及时调整复查安排。

㉓ 胃癌复发后能再次进行手术吗？

如果胃癌患者在第一次根治性切除术后的随访中发现胃癌复发，可以再次手术吗？事实上，应由专科医生评估具体复发类型、手术可行性和患者的全身情况后，做出最终决定。

临床中常将胃癌复发分为残胃和手术区域的局部复发、腹膜复发和血源性复发3种类型。

残胃复发癌多发生在首次根治性手术后的患者身上，有再次根治性切除的机会，预后相对较好，应积极争取根治性手术机会。局部复发癌患者只有完整切除复发病灶才能受益，姑息性手术不能延长生存期，不推荐姑息性切除。胃癌腹膜转移患者通常失去根治性手术机会，多为姑息性切除，腹腔热灌注化疗是目前治疗胃癌腹膜复发的常用方法。对于胃癌卵巢复发患者，应力争切除转移灶，达到根治。胃癌根治术后血源性复发发生率较高，肝脏是最常受累的器官。对于一些具备手术适应证、有进一步治疗需求的胃癌肝转移患者，以外科切除为中心的综合治疗应用较为广泛。

总体而言，胃癌术后复发，再手术可显著提高患者存活率。

24 全胃切除术后对生活有何影响？

胃是消化系统的主要器官之一，当患上一些严重疾病后可能需要切除部分胃，甚至进行全胃切除，那么全胃切除后对生活有什么影响呢？

胃在消化系统中主要起容纳、研磨和输送功能，同时胃也是分泌器官，其分泌的胃酸、酶、内因子等在消化中起到重要的作用。

首先，全胃切除后，食物通过食管直接进入小肠，由于缺少了胃的研磨混合与胃酸的作用，患者的消化能力大打折扣，因此需要少量多餐，并且应避免吃一些不易消化的、质地过硬或过干的食物，防止出现消化不良与消化道的损伤。其次，由于缺乏胃酸和内因子，铁离子与维生素B_{12}的吸收受到影响，患者更容易出现贫血症状。另外，没有了胃的抗反流作用，食物与消化液容易反流到食管中，从而引起反流性食管炎。

㉕ 什么样的胃癌需要术前化疗？

胃癌手术的目的是将肿瘤彻底切除干净，以达到较好的预后。但在临床上，有时候无法做到直接手术就能达到这个目的，所以需要在手术前进行化疗。那什么样的胃癌需要在术前进行化疗呢？

一般来说，肿瘤属于局部进展期或是较晚期、肿瘤位于胃食管结合部、肿瘤与周围的器官分界不清，或者肿瘤有局部淋巴结转移的情况下，可以考虑在手术前先进行化疗。化疗可以使肿瘤缩小，减少肿瘤及淋巴结对周围脏器的侵犯，同时还可能杀灭通过影像学检查发现不了的微小转移灶。术前化疗降低了肿瘤的分期，同时能够提高肿瘤彻底切除的可能性，把原本可能切不干净的手术变成可以彻底切除干净的手术，进而改善患者的预后。

㉖ 什么样的胃癌需要术后化疗？

胃癌术后是否需要化疗主要是根据胃癌的分期来决定的。国际公认的胃癌分期标准为 TNM 分期，其中 T 是指肿瘤浸润的程度，N 是指是否存在淋巴结侵犯及受侵犯淋巴结的个数，M 是指肿瘤是否存在远处转移。对于 T_1 以下的肿瘤，其浸润的深度未超过黏膜下层，因此手术后无需化疗；而 T_2 及以上分期的肿瘤侵犯已经突破了黏膜层，因此无论是否存在淋巴结转移，手术切除胃癌后都需要进行辅助性化疗，具体方案由医生决定。

27 不能手术的胃癌有哪些对症治疗方法（短路手术、内置支架等）？

对于一些不能手术的胃癌患者，外科医生会根据患者的身体状况选择相应的治疗方案。如果患者身体的一般情况比较好，可先进行同步放化疗，并且经过多学科讨论，进一步评估同步放化疗后进行手术的可能性，如果有望完全性切除肿瘤病灶，可以考虑手术治疗。

但是如果患者身体的一般情况较差，则可以采用对症治疗的方法，如短路手术、内镜下治疗、内置支架、姑息放疗等，从而改善患者营养状况，缓解出血、梗阻和疼痛等症状。

28 怎么预防胃癌？

在日常生活中，可能接触到各种与胃癌发生有关的因素。胃癌的发生是多种内外因素共同作用的结果。胃癌的危险因素包括幽门螺杆菌、吸烟、经常摄入大量熏制食物或腌制食物、恶性贫血、遗传和基因等。另外，目前认为有一些在胃黏膜发生的癌前变化会导致胃癌，如胃息肉、慢性萎缩性胃炎、胃部分切除后的残胃以及肠上皮化生等。

虽然目前还没有确切的方法可以预防胃癌，但是可以通过做以下事情来降低发生胃癌的风险。①日常生活中保持良好的饮食习惯、均衡的营养摄入、合理的体重及适度的体育锻炼。②避免吸烟。③在发现幽门螺杆菌感染时，要尽早治疗。④需长期服用非甾体药物的患者应咨询相关专科医生是否可以更替药物或停止服用。⑤胃癌高危人群可以进行预防性胃切除。

第十章
结直肠肿瘤相关问题

01 什么是肠道肿瘤?

发生于大肠和小肠的良恶性肿瘤统称为肠道肿瘤,但由于小肠的发病率相对比较低,所以日常所说的肠道肿瘤倾向于指大肠的肿瘤。肠道肿瘤不只有让人谈之色变的恶性肿瘤,还有很多良性肿瘤,如平滑肌瘤、脂肪瘤和腺瘤等。大肠肿瘤发病率在肠道肿瘤中居于首位。腺瘤是大肠中发病率很高的一种良性肿瘤,腺癌是大肠中占比最多的恶性肿瘤,且腺癌多由腺瘤转变而来。如若在腺瘤阶段发现肠道肿瘤,大多可以行内镜下治疗,而腺癌治疗复杂,需要综合考虑。小肠肿瘤发病率低,但一旦发生,恶性可能高,尤其要注意淋巴瘤、平滑肌肉瘤和转移性肿瘤。小肠肿瘤多可以采取手术切除治疗,总体预后好于大肠肿瘤。

02 肠道肿瘤喜欢"盯上"哪些人?

肠道肿瘤的发病率日渐增高,相关致病因素有很多。主要包括以下因素。①年龄:其为不可抗因素,老年人应定期行相关检查。②吸烟:长期抽烟几乎是所有肿瘤共同的易感因素。③遗传:肠道肿瘤是受遗传因素影响较为显著的肿瘤之一,如果一级亲属中曾有人患有肠道肿瘤,那么患有肠道肿瘤的风险将会明显增加,需要提高警惕。④不良饮食习惯:由于肠道功能的特殊性,使得肠道肿瘤的发病风险与不良饮食习惯成正比,如长期饮酒,高脂肪、低纤维素的饮食习惯等,都会增加患病的可能性。⑤肥胖:生活中有一类人往往比其他人患肠癌的风险更高,那就是肥胖者,他们多具有不良的饮食习惯。此外,肥胖本身就会增加胰岛素抵抗,提高患肠道肿瘤的风险。⑥肠道基础病:存在肠道基础病的患者，如溃疡性结肠炎、多发息肉、血吸虫感染史等，肠道肿瘤的发病率将会大大增加。

⓪③ 什么样的饮食习惯会增加患肠道肿瘤的风险？

饮食习惯与肠道肿瘤密切相关，从某种意义上来说，肠道肿瘤就是吃出来的。较高的膳食纤维食物的摄入对于肠道肿瘤具有预防作用已经受到了广泛认可，膳食纤维的来源包括新鲜的谷物和瓜果蔬菜。研究表明，食用鱼类可使患结直肠癌风险降低，而摄入大蒜与降低结直肠癌风险没有显著相关性。此外，相关研究结果显示，摄入适量牛奶能使男性患结肠癌风险降低。红肉类和加工过的红肉类食物会增加患肠道肿瘤的可能性，主要受其总摄入量及频率的影响，这涉及肠道的微生物环境和免疫功能等，机制复杂。过多的热量和酒精摄入（25~30克/天）也会增加患结直肠癌的风险。总之，高盐、高脂肪和低膳食纤维的摄入会从多方面损害肠道功能，增加患肠道肿瘤的风险。

⓪④ 临床高发的大肠肿瘤有哪些症状？

肿瘤几乎很少有早期症状，且不易被察觉，这使得肿瘤被发现时多已经处于晚期。但是，由于肠道功能的特殊性，使得有一些早期大肠肿瘤的症状是可以被发现的。

首先是排便习惯的改变，如排便次数增加、腹泻、便秘等，如若肿块位置较低，还可引起便意频繁，便前有肛门下坠感、里急后重、排便不尽感等。其次，除了排便习惯外，大便的外观也会发生改变，包括形状和颜色。大便变细、带有黏液或者是血便都提示肠道可能有肿瘤的存在。其中，便血是肠道肿瘤患者局部症状最高发的。便血常表现为柏油样便、大便带鲜血和粪便隐血试验阳性。除了与肠道功能相关的上述症状外，还有腹痛、贫血、发热、消瘦等非特异性症状。腹痛为定位不清的隐痛，若发生梗阻，腹痛加重；贫血、消瘦多属于晚期表现，患者多预后较差。

05 什么是结直肠癌?

结直肠癌生长缓慢，在很长一段时间无临床表现。其症状取决于癌肿类型、部位及扩散程度。由大便隐血（肉眼看不见）所致的疲乏和虚弱可是患者仅有症状。左半（降）结肠的肠腔直径较小，而且粪便是半固体状，所以左半（降）结肠肿瘤可能在早期就引起肠梗阻，患者可因痉挛性腹痛或严重腹痛和便秘就诊。由于右半（升）结肠肠腔直径较大，且肠内容物为液态，所以直到癌肿晚期才出现肠梗阻症状。因此，在右侧发现的肿瘤可能比左侧肿瘤更大。

大多数结肠癌患者的出血通常比较缓慢，粪便中可能带血，但通常看不见血。直肠癌最常见的第一个症状是排便时出血。不论何时，只要直肠出血，医生就必须考虑发生癌症的可能性，即使知道患者有痔疮或憩室病也不例外。直肠癌患者还可能出现排便时疼痛和排便不尽的感觉。除非直肠癌扩散到直肠外组织，否则直肠癌本身一般不引起疼痛。

06 我国目前结直肠癌的总体情况是什么样的?

总的来说，我国目前的情况是：男性、城市居民、东部地区是结直肠癌的好发人群和地区。

我国结肠癌和直肠癌的发病率大致相当，2020 年的统计数据显示：结肠癌占所有结直肠癌患者的 61%，直肠癌占 39%。从解剖部位来看，直肠癌的发病率明显高于所有结肠的亚部位。

从性别看，男性结直肠癌发病率高于女性。我国结直肠癌发病率在 40 岁后呈明显上升趋势，75~79 岁达到顶峰，男性各年龄段发病率均明显高于女性，且随年龄升高，差距逐渐增大。

我国结直肠癌发病呈现明显的地区分布差异。城市地区结直肠癌发病率高于农村地区。东部地区结直肠癌发病率和死亡率均高于中部地区和西部地区，中部与西部地区发病率和死亡率相近。进一步详细划分，发病率和死亡率最高的是华南地区，往后依次为东北、华东、华北、西南、华中和西北。这可能和不同地区的饮食习惯差异有关。

07 哪一类人群是结直肠癌风险人群？

结直肠癌风险人群可以分为一般风险人群、散发性结直肠癌高危人群、遗传性结直肠癌高危人群三类。

不具有以下五项因素的为一般风险人群。

（1）一级亲属具有结直肠癌病史（包括非遗传性结直肠癌家族史和遗传性结直肠癌家族史）。

（2）本人有结直肠癌病史。

（3）本人有肠道腺瘤病史。

（4）本人患有 8~10 年长期不愈的炎症性肠病。

（5）本人粪便潜血试验阳性。

散发性结直肠癌高危人群，即根据个体年龄、性别、BMI 等基本信息，结直肠癌家族史，肠息肉等疾病史，以及吸烟、饮酒等多种危险因素来进行综合判定的人群。

遗传性结直肠癌高危人群，包括非息肉病性结直肠癌，如林奇综合征和家族性结直肠癌 X 型林奇样综合征；以及息肉病性结直肠癌综合征，如家族性腺瘤性息肉病、结直肠 MUTYH-相关性息肉病、遗传性色素沉着消化道息肉病综合征、幼年性息肉综合征、锯齿状息肉病综合征等。

针对不同人群，风险筛查的时间起始点有所不同。一般人群应从 40 岁起接受结直肠癌风险评估，中低风险的人群在 50~75 岁接受结直肠癌筛查，高风险的人群在 40~75 岁接受结直肠癌筛查。

08 结直肠癌的常规筛查包括什么？

结直肠癌的常规筛查包括结肠镜检查、粪便常规、乙状结肠镜检查、计算机断层扫描、结肠造影、粪便隐血试验和粪便 DNA 检测。

常规筛查是实现早期诊断的必要条件，结直肠癌中等风险人群通常从 45 岁时开始接受筛查，并一直持续至 75 岁。对于 76~85 岁人群，医生会考虑患者的整体健康状况和既往筛查结果，决定是否继续筛查。

有些人需提前开始接受筛查。例如，有一级亲属（父母、兄弟姐妹或子女）在 60 岁前患有结直肠癌的人应从 40 岁开始每 5 年接受一次筛查，或者比其亲属确诊年龄提前 10 年开始接受筛查，以较早的时间为准。例如，如果某人的父亲在 45 岁时被诊断患有结直肠癌，则此人应在 35 岁时开始接受筛查。

医生开展筛查的手段通常是借助结肠镜检查整条大肠。对于结肠镜检查，只需要每 10 年进行一次。在结肠镜检查期间，医生会使用通过结肠镜传送的器械切除可能癌变（恶性）的赘生物，切下的赘生物会被送到实验室进行癌症检测。一些较大的赘生物必须在普通外科手术中切除。

09 结直肠癌筛查有用吗?

大多数结直肠癌是从癌前息肉发展而来的。息肉是在结肠内壁形成的生长物,可以通过内窥镜检查(结肠镜检查或乙状结肠镜检查)或 CT 结肠镜检查进行检测。

两种最常检测到的息肉类型是腺瘤性和增生性。腺瘤性息肉(也称为腺瘤)会随着时间的推移而癌变,但大多至少需要 10 年。

结直肠癌筛查可以检测息肉和癌症。如果发现息肉,常将其切除,以防止其变得更严重。定期筛查和切除息肉可降低患结直肠癌的风险(结肠镜检查可降低 90%)。同样,如果发现癌症,可以及时对其进行治疗。早期发现结肠中已经存在的癌症会增加成功治疗的概率并降低因癌症而死亡的风险。

10 结直肠癌的危险因素有哪些?

结直肠癌的危险因素主要包括个人生活习惯、遗传因素和结直肠炎症性疾病。

长期高脂肪、高蛋白质、低纤维饮食是结直肠癌的病因之一。其他的个人危险因素还包括吸烟、肥胖。在结直肠癌中,有一些属于遗传性结直肠癌,包括林奇综合征、黑斑息肉病、家族性腺瘤性息肉病(FAP)等。一些父辈结直肠癌患者的基因突变也会遗传给后代,从而使后代患结直肠癌的风险大大增加。结直肠腺瘤也是结直肠癌的危险因素之一。结直肠腺瘤并非完全等同于结直肠息肉,息肉中只有肿瘤性息肉属于腺瘤,是结直肠癌的癌前病变。当然,腺瘤也不一定都表现为息肉样新生物，也可表现为扁平状病变。常见的结直肠炎症性疾病如溃疡性结肠炎和克罗恩病，都有一定的概率会恶变，发展为结直肠癌。

⑪ 哪些不良的生活方式可能会导致结直肠癌的发生?

某些生活方式也会增加患结直肠癌的风险，包括高脂肪、红肉或加工肉类、低纤维的饮食，久坐不动，吸烟，饮酒，肥胖等。

除了改善整体健康状况外，改善饮食、增加体育锻炼、减少饮酒、戒烟（如果吸烟）等都有助于降低患结直肠癌的风险。然而，这些风险因素的存在通常不会影响医师对何时开始结直肠癌筛查的建议。

使用阿司匹林预防心血管疾病也可以降低患结直肠癌的风险，但这应该与医生讨论，以了解服用阿司匹林的好处和风险。因为定期服用阿司匹林有一定的风险，所以在尝试之前与医师充分交流是不可或缺的。

⑫ 日常饮食和结直肠癌有什么关系?

结直肠癌的病因是多因素的，现已证明包括饮食在内的生活方式与患结直肠癌的风险有关，因此健康的饮食可能在预防方面发挥关键作用。例如，较高的全谷物、乳制品、蔬菜和鱼类的摄入量与患结直癌风险呈负相关。同时，饮食结构也与患结直肠癌的风险有关。以蔬菜、水果、全谷物、橄榄油、鱼、大豆、家禽和低脂乳制品的高摄入量为特征的饮食结构对于结直肠癌的预防而言，是一种"健康"饮食模式，而大量食用红肉和/或加工肉类、精制谷物、糖果、高脂肪乳制品、黄油、土豆和高脂肉汁，以及低水果和蔬菜摄入量的饮食结构与患大肠癌的风险增加有关。

⑬ 结直肠癌和糖尿病有关吗?

结直肠癌在 2 型糖尿病和肥胖症患者中发病率较高。同时，糖尿病前期状态也显示出和结肠癌具有略高的相关性。有关糖尿病治疗药物使用和结直肠癌发病的研究发现，二甲双胍治疗的患者患结直肠癌的风险会有所降低。现认为，对糖耐量紊乱或空腹血糖升高的患者使用二甲双胍，并建议其加强体育锻炼，减少动物脂肪摄入量，增加水果和蔬菜的摄入量，有助于预防结直肠癌，其发病机制可能是由于肠道菌群的改变。2 型糖尿病患者是结直肠癌的危险群体，应该积极进行预防。

⑭ 结直肠癌有哪些症状?

很多结直肠癌患者平时的症状并不典型，但是一查就已是中晚期。有些患者可能会出现便血、消瘦、腹痛、里急后重等，认为是痔疮、便秘、腹泻所导致的，没什么大不了，很少会想到结直肠癌，耽误了病情，错过了最佳的治疗时机。

结直肠癌的主要症状有腹痛、腹胀、大便带血、肠梗阻、贫血、体重减轻等。其中，便血是结直肠癌患者最常见的症状之一，由下消化道出血所致，多表现为暗红色的黏液血便或鲜红色的血液附于大便表面，晚期还会出现脓血便。另外，腹部隐隐作痛、钝痛、刀绞样痛，或者在进食后感觉腹部隐痛和发胀也应该引起重视。常用的"里急后重"则是指排便的时候总有下坠感，有排便不尽的感觉，常见于肠炎，比如痢疾，也可为肠癌的表现。

所以，当反复、多次出现便血，或伴有腹痛、消瘦、大便习惯改变等其他症状时，应该敲响健康警钟，及时到医院就诊。

⑮ 不同部位的结肠癌的症状有什么不同？

结直肠癌起病隐匿，早期可仅见粪便隐血试验阳性，而无其他临床表现。其临床症状与部位有很大关系。

升结肠癌（即右半结肠癌）常见症状为腹痛，常表现为右上腹、右中腹的钝痛，同时病灶较大的患者能在腹痛部位触及一质地较硬，且不易推动的肿块。通常情况下，患者会有低热、不想吃饭、恶心、呕吐、肚子疼等情况。多数患者还会有缺铁性贫血，日常生活中会感觉到容易累、浑身乏力、出气短促。右半结肠肠腔比较宽大，肿瘤呈膨胀性生长，只有长大到一定体积，患者的腹部症状才会表现出来，早期确诊并不容易，但较少发生肠梗阻。

左半结肠肿瘤通常较小，浸润性生长多见，导致肠腔缩窄，进而发生肠梗阻，通常确诊会比较早一点。肠梗阻常表现为腹痛腹胀、肛门排气排便停止。排便习惯与粪便性状改变多见于左半结肠及直肠肿瘤。此类患者通常会出现便血、里急后重，有时会出现便秘、大便变细，有时又表现为大便不成形、腹泻，通常无明显黏液脓血便。位置较低的直肠癌患者在行直肠指诊时可触及一质地较硬、活动度差、表面呈结节状的肿块，指检后指套染血。带有鲜血的大便往往预示着肿瘤发生了。以上这些症状并不是都会出现，甚至可能不出现。所以，建议中老年人定期做检查，做到早发现、早治疗。

⑯ 频繁放屁与结直肠癌有关吗?

放屁在医学中又称排气,是一种正常的生理现象。偶尔放屁无伤大雅,一般常见于清晨起床的时候。然而,一天之内频繁的放屁,甚至超过正常范围,则可能是肠胃不适或其他原因引起的,应当予以高度重视。仅单纯放屁次数的增加,一般情况下并非是由结直肠癌造成的。一般来说,便血是结直肠癌的典型症状。严重肠癌患者可排出血块,并伴有明显消瘦。其次,由于癌细胞的增殖浸润,可产生多种分泌物刺激肠道,从而引起排便规律的变化。经常出现粪便呈细条状或者粪便稀薄应提高警惕,这可能是结直肠癌的征兆。另外,肿瘤增大压迫肠管或侵犯到周围神经可引起腹痛。综上,除了经常放屁,结直肠癌的诊断与鉴别还应从饮食习惯、大便性状和排便规律的改变等多方面综合考虑。

⑰ 结直肠癌的诊断方法有哪些?

结直肠癌诊断的金标准是组织病理学检查,一般还需要做直肠指诊、粪便隐血试验、基因检测以及结肠镜检查。

粪便隐血试验

粪便隐血试验对消化道出血的诊断有重要价值,可以检查粪便中隐匿的红细胞或血红蛋白、转铁蛋白。也就是说,那些肉眼和显微镜下看不出的异常,可以通过粪便隐血试验来检测。它包括化学法和免疫法,前者需要限制饮食,后者则不需要。当检查前进食红肉及萝卜时,可能出现化学法假阳性反应。对于检测结直肠癌,一次性免疫法灵敏度为

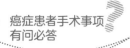

79%，特异度为 94%，是结直肠癌的常规筛查手段。因其具有方便、无创、低价的特点，故适合在医疗条件欠发达地区开展大规模筛查。

肿瘤标志物

肿瘤标志物是结直肠癌的筛查手段之一，可用于复发监测，但缺乏特异性。结直肠癌患者常见的可升高的肿瘤标志物有癌胚抗原、糖类抗原 19-9、糖类抗原 125 等。

直肠指诊

通过直肠指诊可以了解到直肠肿瘤大小、形状、质地、范围、肿瘤下缘距肛缘的距离、有无盆底种植等，同时可观察有否指套血染。其对诊断直肠癌有很大价值，方便易行，并且能初步与其他直肠肛管疾病相鉴别。

影像学检查

结肠癌患者适合选择 CT 检查，直肠癌患者适合磁共振检查。影像学检查能排除其他疾病，用于鉴别诊断，同时也能了解肿瘤的浸润及转移情况，有助于临床分期，从而选择合适的治疗方案。

肠镜

肠镜对结直肠癌有确诊价值。经验丰富的内镜医生可从肿瘤的外观大致判断肿瘤的良恶性，并且能在内镜下取活检送病理学检查，从而确诊结直肠癌，是诊断结直肠癌最可靠的方法。

18 结直肠癌的治疗手段有哪些?

结直肠癌可从目前所有的癌症治疗手段中获益,具体如下所示。

· 手术治疗

手术治疗是唯一可以根治的治疗手段,所有分期的结直肠癌都可从手术治疗中获益,Ⅰ期、Ⅱ期和Ⅲ期的患者有根治的机会。但肿瘤突破浆膜层,侵犯周围器官(如膀胱)的患者,需要综合评估肿瘤情况后再考虑手术。部分晚期有远处转移的患者,也可从手术中获益,通过手术延长生存期。

· 化疗

远处转移,初始可切除的患者,可从术前新辅助化疗中获益;远处转移,初始不可切除的患者,可通过转化治疗,肿瘤降期后获得手术的机会。高危Ⅱ期、Ⅲ期和Ⅳ期的患者,术后化疗可以有效延缓疾病的复发,从而延长生存期。对于没有手术机会的患者,化疗也是延长生存期的方式之一。

· 放疗

放疗主要用于治疗直肠癌患者。对环周切缘阳性的患者(可以理解为手术无法把肿瘤切干净)常规会行放化疗。放疗对一些转移灶也有一定的效果。新兴的质子重离子治疗对直肠癌患者也有作用。

免疫治疗

部分错配修复缺陷（dMMR）/高度微卫星不稳定（MSI-H）结直肠癌患者可从免疫治疗中获益。

19 什么样的结直肠癌适合内镜下切除？

一般而言，肿瘤较小且浸润较浅的结直肠癌适合内镜下切除。

在决定行内镜下切除术前，对肿瘤进行综合评估非常重要，评估项目包括肿瘤位置与大小、浸润深度、分化程度、活动性等。

行内镜下切除术的指征如下。

（1）肿瘤最大径＜3cm。

（2）肿瘤侵犯肠周＜30%。

（3）切缘距离肿瘤＞3mm。

（4）肿瘤的浸润深度不超过黏膜下层。

（5）肿瘤活动，不固定。

（6）高～中分化肿瘤。

（7）治疗前影像学检查无淋巴结转移征象。

在行局部切除术后，手术医师必须将标本展平、固定，标记方位后送病理学检查，根据病理检查结果决定下一步处理方式。有些患者虽然接受了内镜下治疗，但后期需要追加手术。需要追加手术的指征为：肿瘤具有预后不良的组织学特征，或者非完整切除，标本破碎切缘无法评价。

㉓ 结直肠癌做了手术为何还需要进行放化疗？

实际上，不仅仅是在结直肠癌手术后会放化疗，在手术前有时候也会采用放化疗进行治疗，目的在于减少肿瘤负荷，增加手术切除的可能性，减少手术过程中因为肿瘤播散导致的转移等。而手术后的放化疗目的在于降低术后复发和转移风险。但并不是所有手术后的患者都需要进行化疗，例如Ⅰ期患者就不需要，目前对于Ⅱ期患者是否需要进行化疗还存在争论。对于一些晚期患者，如已经存在多处转移等情况，一般建议患者做姑息性化疗，而不建议进行手术治疗。当然对于那些存在肝转移、腹腔转移的患者，也可以进行局部化疗。

㉑ 什么样的结直肠癌在手术后需要化疗？

有远处转移、高危Ⅱ期、Ⅲ期的结直肠癌患者在手术后需要化疗。

有远处转移的患者，在切除原发灶和转移灶后需要化疗来巩固手术的疗效，通常术后化疗的周期会在 6 次以上，化疗结束后还需要定期严格的随访。高危Ⅱ期以及所有Ⅲ期的患者也需要在手术后用化疗来巩固疗效。Ⅲ期是指有淋巴结转移的患者。

Ⅱ期结直肠癌的高危因素主要包括：T_4 期肿瘤（肿瘤突破浆膜层）；肿瘤伴穿孔或梗阻；淋巴管、血管、神经侵犯；检出淋巴结 <12 个；肿瘤低分化或未分化；接近切缘、切缘不确定或切缘阳性。目前对高危Ⅱ期患者术后是否需要行辅助化疗仍存在争议，临床上医生会根据肿瘤及患者的具体情况来判断是否对高危Ⅱ期的患者行术后辅助化疗以及化疗的周期、剂量等。

㉒ 直肠癌保肛、不保肛的利弊有哪些?

直肠癌术后,由于直肠结构改变、括约肌和神经等组织损伤以及直肠储袋功能和排便反射下降,引起了以排便紊乱为主要表现的各种肠道功能障碍,包括排便频率增加、排便失禁和排便困难等。针对超低位的直肠癌(距肛 ≤ 3cm),手术切除肿瘤并进行吻合从技术上可行,但是因为肛门邻近肿瘤所以对肛门周围肌肉及局部神经会造成不可避免的损伤,术后很可能造成患者肛门失禁、大便次数过多甚至无法走出家门的结果。总的来说,造瘘的患者手术后生活质量会更好一些,因为手术后身体恢复快,能及时化疗、放疗。但一般患者会倾向于选择保留肛门,因为从外在上更容易被接受。具体如何选择,既要根据肿瘤情况,又要结合患者个人意愿,各有利弊。

㉓ 结肠造瘘口的护理措施有哪些?

结肠造瘘口护理包括肠末端和周围皮肤护理。肠黏膜再生能力强,分泌物多,只要避免擦伤,一般无明显改变,不需要特殊护理。正常的肠造口术后第 1~2 天可能会出现不同程度造口处颜色变紫,是因静脉回流障碍所致,且局部水肿是不可避免的。初期造口黏膜发生水肿多为局部淋巴回流障碍所致,可用 5% 硫酸镁溶液或甘油湿敷。皮肤损伤主要是由于排泄物污染、潮湿不透气、造口袋摩擦和黏胶刺激所致。由于排泄物的刺激,皮肤易出现过敏、刺激性皮炎,要学会正确使用防漏膏及氧化锌软膏等护肤产品。注意局部皮肤护理,术后 2~3 天开放肠造口,先用生理盐水棉球清洁肠造口周围皮肤,涂氧化锌软膏,以防排出稀便浸润皮肤而出现皮炎，待粪便成形有规律时可仅用清水洗净皮肤，保持干燥。适当选用保护皮肤的药物，如氧化锌软膏、烫伤膏、婴儿护肤粉、金霉素眼膏等，由于人体皮肤条件不同，需经试验选择 1~2 种使用，可收到较好的效果。更换造口袋时先用质地柔软的卫生纸拭净污物，然后用清水洗净，用纸或纱布吸去皮肤水分后，即可换上另一个造口袋。

24 结直肠癌手术后该怎么复查？

医生会根据病理分期和患者的具体情况，制定个性化随访方案。

手术是结直肠癌最有效的治疗方法之一，术后随访是结直肠癌治疗过程中非常重要的环节。高危Ⅱ期、Ⅲ期和Ⅳ期的患者手术后 2 周需要开始化疗。结直肠癌术后复发和转移大多数发生在术后 2 年以内，因此 2 年以内需要密切复查。5 年内不复发则等于临床治愈，今后复发的可能性很小，故 5 年后仅需每年复查一次。

肿瘤标志物每 3~6 个月查一次，共 2 年，然后每 6 个月查一次，总共 5 年，5 年后每年查一次。癌胚抗原、糖类抗原 19-9 升高提示肿瘤复发或转移。

胸腹盆 CT 每 3~6 个月查一次，共 2 年，然后每 6 个月查一次，总共 5 年，5 年后每年查一次。CT 的敏感性比 B 超更高，主要用于发现肿瘤有无转移或复发。

术后 1 年内行肠镜检查，如未见息肉，3 年内复查，然后 5 年一次，若发现息肉，建议肠镜下摘除。

25 得了结直肠癌能活多久？

对于直肠癌患者来说，能活多久并没有一个恒定的答案。这是因为患者的生存期受到饮食、生活习惯、病情状态、有无基础病、心理因素、是否听从医嘱、药物耐受等因素的影响。患者直肠癌所处的分期不同，肿瘤病理类型不同，手术根治效果不同，术后相应的放化疗等综合抗肿瘤效果不同，其预后生存期也是有所不同的。直肠癌早期手术以后生存期在 5 年以上，甚至 10 年或者是长期存活；如果是晚期或者是局部晚期的直肠癌，通过辅助放化疗或者是同步放化疗以后，做根治性的手术切除，术后 5 年生存率在 30% 左右。当然如果是无法做手术的直肠癌，预后是比较差的。

26 结直肠癌的预防措施有哪些？

结直肠癌有明确的癌前病变，且疾病本身发展较慢，为有效预防提供了机会。具体预防措施如下。

（1）多吃含有膳食纤维、全谷物、鱼类、含有维生素 C 的食物（橘子、草莓和菠菜等），以及多种维生素、钙剂、乳制品等，能够增加肠道的蠕动，保护肠道功能。同时，避免长期辛辣刺激饮食。

（2）多做运动，可以降低患结肠癌的风险。

（3）保持大便软化，排便顺畅，防止便秘。

（4）戒烟、避免饮酒，是预防结直肠癌的有效生活方式之一。

（5）结直肠癌最重要的预防手段就是筛查。粪便隐血试验和直肠指诊方便、快捷、价低，是适合大规模开展的筛查方式。肠镜是筛查和诊断结直肠癌最有效的手段，对于有结直肠癌家族史的人，推荐在 30 岁前行肠镜检查，检查无殊的建议以后每 3 年行一次肠镜检查。无家族史的人，推荐在 50 岁前行肠镜检查，检查无殊的建议以后每 3 年行一次肠镜检查。在肠镜检查时，若发现结直肠息肉，建议在内镜下摘除。

（6）结直肠肿瘤的高危人群（> 50 岁、男性、有家族史、吸烟、肥胖、胆囊手术史、血吸虫病史等）可选择阿司匹林或选择性 COX–2 抑制剂（如塞来昔布）等非甾体类消炎药进行药物预防，但同时应注意服药的不良反应。

当然，在日常生活中保持良好的心态也非常重要，还要注意不要熬夜，规律饮食。

㉗ 什么是肠道黏膜不典型增生？会进展为癌吗？

相信很多人在做胃肠镜时听见医生说：帮你取了一块黏膜送去做病理了，1个星期以后出结果。然后抱着忐忑的心情等了1个星期，病理回报"轻度不典型增生""中度不典型增生"或者是"重度不典型增生"。这时不从事医学类相关职业的患者不免心生疑惑，什么是不典型增生？

不典型增生是医生经常提到的概念，是一个病理学名词，主要指上皮细胞异乎常态的增生，表现为增生的细胞大小不一、形态多样、核大而浓染、核比例增大、核分裂可增多但多呈正常核分裂象，细胞排列较乱，细胞层次增多，极向消失。不典型增生可发生于皮肤或黏膜表面的被覆上皮，也可发生于腺体上皮。对于非医学专业的人来说，也可以简单地理解为上皮细胞在种种因素的作用下，变得和之前正常的状态不一样了，根据不一样的程度和数量，可分为轻、中、重度三级。若这种改变累及上皮下部的1/3，为轻度非典型增生；如累及超过上皮下部1/3但低于2/3，为中度非典型增生；若累及上皮全层，为重度非典型增生。

不典型增生是癌前的一种状态改变，不同的阶段进展成癌的可能性不同，可以采取不同的措施来阻止进展。对于轻度病变，一般不需要治疗，戒除不好的生活习惯并定期进行随访就能取得良好的效果。但是，对于中、重度病变，由于很难通过自体清除，故需要前往医院寻求专业规范的治疗。临床上治疗中、重度病变的方法一般分为两大类，即物理疗法和手术切除。不同部位的病变处理方法不同，需要由专科处理。通

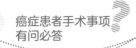

常经过积极的处理，不典型增生都不会进展成癌。

28 肠息肉和结直肠癌有什么关系？

肠息肉有肿瘤性息肉与非肿瘤性息肉两种类型。肿瘤性息肉是一定要进行切除的，例如绒毛状腺瘤、管状腺瘤以及绒毛管状混合型腺瘤等，这是因为大多数的结直肠恶性肿瘤都由此类腺瘤发展而来。当检查出的息肉直径超过 2cm，应该及时手术切除，防止其发生恶变。年龄在 40 岁以上的人群应该定期做肠镜、肛门镜的检查，发现息肉后要及早切除，减少癌变风险。一般来说，无论息肉大小或者良恶性，只要发现息肉，最好都进行切除，这是因为它们都具有一定的癌变风险。

29 结肠长了息肉该怎么办？

因为结肠息肉有癌变可能，医师通常会建议切除结肠和直肠的所有息肉。结肠镜检时可通过电切设备或通电圈套器切除息肉。如果在结肠镜下不能切除息肉，则需实施腹部手术。

如果发现息肉已癌变，那么需根据癌症扩散的可能性大小决定是否需要额外治疗。通过息肉显微镜检查可确定转移的风险。如危险性低，则不需进一步治疗；如果扩散危险性高，则需手术切除受影响的大肠肠段，并将肠道断端重新吻合，也可参见结直肠癌的治疗。

当患者接受息肉切除时，医生会通过结肠镜检查整条大肠。结肠镜复查的时间间隔取决于许多因素，包括息肉数量、大小和类型。如果无法进行结肠镜检查，则需通过结肠钡灌肠造影或计算机断层扫描（CT）结肠造影观察大肠。

第十一章
妇科肿瘤相关问题

01 为什么说宫颈癌是中国女性较为常见的癌症?

宫颈癌可谓是女性杀手,不像其他大多数癌症一样喜欢"眷顾"老年人,它折磨着、伤害着的大多是中青年女性,有研究显示平均确诊年龄是 44.7 岁,而 20~30 岁的年轻女性罹患宫颈癌也并不鲜见。中国可以说是"世界宫颈癌大国",发病率较高。

02 宫颈癌的病因有哪些?

导致宫颈癌的原因有很多,最主要的原因之一是高危型的人乳头瘤病毒(HPV)的长期感染。

宫颈癌是自古以来就有的疾病,很多年轻的妇女都会患病。宫颈癌最典型的症状是性生活后的阴道出血,有时出血很严重。古代的医生们对此束手无策,没有找出根本病因,于是将宫颈癌导致的阴道出血归到其他月经异常的普通妇科病里面。而癌症一旦出现症状,往往就意味着到了中晚期了。

科学家在 170 多年前就发现了性生活与宫颈癌相关,但一直没能成功地从宫颈癌的样本里提取出致病的病毒。早些时候,人们怀疑是单纯疱疹病毒(HSV)诱发了宫颈癌,让 HSV 背了很久的黑锅。20 世纪 80 年代,聚合酶链反应(PCR)等分子生物学技术的革命,才帮助人们真正地从宫颈癌样本内提取出致病的病毒——人乳头瘤病毒(HPV)。HPV有很多亚型,真正能诱发宫颈癌的亚型非常少。目前研究显示,最能诱发宫颈癌的亚型是 16 型、18 型。这两个亚型诱发的宫颈癌占大多数。

03 宫颈癌有哪些症状?

宫颈癌最常见、最典型的症状是性生活后阴道出血。

宫颈上的癌细胞刚开始只是一点点,肉眼看不见。如果没有在早期被消灭掉,就会任意生长,最后长成巨大的肿瘤,横亘在阴道的顶端,导致严重的阴道出血,而且出血跟性生活密切相关。

癌细胞还会向两侧进攻、破坏,侵犯输送尿液的输尿管、储存尿液的膀胱,导致严重的肾脏积水。最后癌细胞潜入淋巴、血管内,沿着淋巴液、血液的流动转移到身体的其他地方,如肝脏、肺、脑、骨头,形成新的病灶,肆意破坏这些器官的功能,诱发器官衰竭,导致患者死亡。

04 宫颈癌可以早发现、早治疗吗?

宫颈癌可以早发现、早治疗,靠的是规范的宫颈癌筛查。

所谓癌症筛查,就是在症状出现以前发现癌症或癌前病变的检查方法。癌症筛查有助于发现早期癌症的患者,而这些患者往往是没有症状的。

宫颈癌并非一夜之间发生的,它有一个由轻到重、由良性到恶性的发展变化过程。此良性病变的过渡阶段被称为宫颈上皮内瘤变(CIN)。值得注意的是,它不是癌症,而是一种癌前病变。宫颈癌筛查就是为了发现早期宫颈癌与宫颈上皮内瘤变。

1928 年,希腊细胞学家乔治·巴帕尼可拉(George Papanicolaou)发现用毛刷经过撑开的阴道去刷一下宫颈,将刷下来的细胞涂在玻璃片上,通过显微镜检查这些细胞,可以筛查宫颈癌。这项突破性进展直接促使巴氏涂片检查的出现。该检查能发现异常的宫颈细胞，并且能在癌变前就予以根除。

到了 21 世纪，科学家们改进了巴氏涂片，演化出液基薄层细胞检测（TCT）。2008 年，英国卫生部门将原先的巴氏涂片替换为 TCT。巴氏试验是将毛刷上的细胞涂在玻璃片上，而 TCT 将之改为把毛刷浸在充满保存液的瓶子里洗下细胞，用机器来自动化筛选细胞，排除血液细胞、炎性细胞和宫颈的黏膜细胞，最后自动制成玻璃片，供病理科医生在显微镜下观察、诊断。这个方法的效率、准确性远远高于原先的巴氏涂片。

05 怎样做宫颈癌筛查？

宫颈癌筛查根据女性年龄不同而有所不同。

21~30 岁的女性，至少每 3 年单独查一次宫颈液基薄层细胞检测（TCT）。如果液基薄层细胞检测发现异常，需要检测 HPV，再根据结果更改筛查方案，具体咨询妇科医生。

31~65 岁的女性，至少每 3 年查一次液基薄层细胞检测（TCT），或者至少每 5 年查一次液基薄层细胞检测（TCT）+HPV 检测。如果液基薄层细胞检测（TCT）发现异常，需要检测 HPV，再根据两项检查结果确定新的筛查方案，具体需要咨询妇科医生。

65 岁以上的妇女可以停止筛查，但前提是前 10 年没有中断规律筛查，前 20 年宫颈液基薄层细胞检测（TCT）都没有发现异常。

06 宫颈糜烂是妇科病吗？会变成宫颈癌吗？

宫颈糜烂不是病，更不可能发展成宫颈癌。

"宫颈糜烂"这个说法非常不科学，在十多年前的妇产科教科书就被删除了。宫颈糜烂的正确说法是宫颈柱状上皮异位。阴道壁表面有一层鳞状上皮，看起来白一些，而子宫内是柱状上皮，看起来红一些，红白交界的地方，就位于宫颈。此交界地带会随着女性月经期激素变化而改变，当雌激素分泌旺盛时，柱状上皮就会长出宫颈口，交界地带会往阴道方向移动，表现为宫颈口周围红彤彤的，好像"糜烂"了。当雌激素分泌减少时，柱状上皮又会缩回宫颈，交界地带会往子宫方向移动，"糜烂"好像又自愈了。宫颈柱状上皮外翻形成的红圈随着女性月经周期扩大或缩小，是一种正常的生理现象。

宫颈糜烂跟宫颈癌完全没有关系。宫颈癌发病主要跟 HPV 引发的宫颈上皮内瘤变有关。

宫颈糜烂也跟生育没有关系。

可以说，无论是以前的"宫颈糜烂"，还是现在的"宫颈柱状上皮异位"，都只是一个生理现象，完全不需要任何治疗。

07 宫颈癌怎么治疗？治疗效果怎么样？

现代医学依据宫颈癌的分期不同选择不同的治疗方案。早期的宫颈癌倾向于手术为主的综合治疗，局部中晚期的宫颈癌倾向于放疗为主的综合治疗，有淋巴转移或者远处转移的晚期宫颈癌倾向于化疗为主的全身治疗。癌症的分期很重要，不仅能提示生存期，还有助于确定最适合患者的治疗方案。宫颈癌手术和放化疗疗法的具体情况如下所述。

·宫颈癌根治术

宫颈癌的标准手术方式是宫颈癌根治术，已经施行了 100 多年。这种手术不是单纯切除子宫，而是需要切除子宫以及子宫周围的组织，包括盆腔的淋巴结。

宫颈癌根治术有两个革新的方向。一个是腹腔镜下的宫颈癌根治术，也就是现流行的微创手术，只需要在腹部打几个孔洞，就能完成整个手术。患者受到的创伤要比传统的开腹宫颈癌根治术小得多，而且恢复更快。微创手术一般适合非常早期的患者。另外一个方向就是保留生育功能的宫颈癌根治术。过去，宫颈癌一旦发生，切除整个子宫仿佛就是女性的宿命，很多年轻女性因此丧失了生育功能。

现代医学所说的健康是指人体生理、心理、社会完美的状态。试想，丧失生育功能的年轻女性对孕育新生命完全失去希望，即便癌症得到治愈，她们的生活质量也可能会大打折扣。

1994 年，医生发明了一种能够保留生育功能的宫颈癌根治术，只需要切除宫颈及其周围组织，保留子宫体，然后将子宫体与阴道吻合起来，从而保留了女性的生育功能。现在认为，肿块小于 2cm、只局限在宫颈的患者才适合做这种手术。研究显示，保留生育功能的宫颈癌根治术与传统的宫颈癌根治术在疗效上没有差异。如果宫颈癌越过宫颈，蔓延出去，外科医生往往就无能为力了。

·放化疗

20 世纪初，居里夫人发现了放射性核素钋（Po）和镭（Ra），开创了放射性理论。很快，这些放射性核素就应用在癌症治疗中。放射性核素会一直衰变，直到成为其他元素，在此过程中会一直发出 α 射线或 γ 射线。其中，γ 射线穿透力强，携带能量高，能导致细胞内脱氧核糖核酸的化学键断裂，引起细胞凋亡。但医院里最常用的还是加速器，将电子加速到亚光速，轰击重金属，释放高能 X 射线，高能 X 射线能产生跟 γ 射线类似的效应。正是利用这一点，医学家们发明了放疗，依靠 γ 射线或高能 X 射线来杀灭癌细胞。

有一些不适合手术的患者，或者手术之后发现有高危因素的患者，都需要做放疗。宫颈癌的放疗包括外照射与内照射两种。外照射就是将射线从外部照射患者的盆腔，一般要做 25 次，需要 5 个星期。而内照射就是将放射性核素通过特殊的工具放入患者的阴道内，近距离照射宫颈上的病灶。

宫颈癌对放疗是非常敏感的。很多女性即便不做手术，经过放疗也能实现手术般"根治性"的疗效，5 年生存率令人满意。对一些大肿块（＞4cm）或有淋巴转移的患者，还要同时加上化疗。很多研究发现，放疗加化疗（同步放化疗）比单纯的放疗要有效得多。2002 年一项 Meta 分析显示，以铂类为基础的化疗联合放疗能大大提高局部晚期患者的生存率。

而对于远处转移的患者而言，如肺转移、脑转移、骨转移，宫颈癌已经成为全身性疾病，无论放疗与手术，都仅仅是局部治疗，无法控制病情，必须要行化疗。

08 宫颈癌可以预防吗？

宫颈癌预防靠的是宫颈癌疫苗接种 + 规范的宫颈癌筛查。

HPV 的发现启发了科学家们：如果研发一种疫苗能预防 HPV，是不是就可以预防宫颈癌呢？

在我国，宫颈癌疫苗从研发到上市经历了很长一段时间。美国食品药品监督管理局（FDA）在 2006 年批准了 4 价的宫颈癌疫苗（Gardasil），2009 年批准了 2 价宫颈癌疫苗（Cervarix），2014 年批准了 9 价的宫颈癌疫苗（Gardasil 9）。美国疾病控制与预防中心建议接种 3 剂疫苗，接种年龄在 9~26 岁，对没有性生活的女性效果最佳。

2 价、4 价、9 价的意思是能同时预防 2 个、4 个、9 个亚型的 HPV。HPV 有很多亚型，真正能诱发宫颈癌的亚型非常少。目前研究显示，最能诱发宫颈癌的亚型是 16 型、18 型，占宫颈癌的 70% 以上。

我国经过将近十年的评估，于 2016 年 7 月批准了 2 价的宫颈癌疫苗，能预防 16 型、18 型两个亚型的 HPV。看起来好像我国批准得很迟，还仅仅批准 2 价的疫苗，甚至有人说这是"被淘汰"的疫苗。实际上，所谓"被淘汰"是相对的，仅仅因为有更好的疫苗同时存在，并不因为 2 价疫苗没什么效果。前面说过，16 型、18 型 HPV 诱发了 70% 以上的宫颈癌，因此 2 价疫苗理论上能预防 70% 以上的宫颈癌。

那么，宫颈癌疫苗真的有效吗？目前还没有完全确定，有待时间验证。

09 HPV 疫苗会对人体造成伤害吗？

日本有报道说接种宫颈癌疫苗后，有女性出现严重的不良事件。值得注意的是，不良事件不等于不良反应，它与宫颈癌疫苗接种只是时间上先后相关性，并非就是因果关系。

不仅仅是宫颈癌疫苗，其他很多疫苗都出现过这种类似的"新闻"。当一种疫苗得到普及后，成千上万的人都来接种，接种后出现的各种各样的不良事件都会被人为地跟疫苗联系起来，让疫苗"背黑锅"。实际上，宫颈癌疫苗是很安全的，况且我国上市比其他国家晚了将近十年，更加谨慎，疫苗带来的风险完全能被它显而易见的好处所覆盖。建议适合接种的广大女性同胞都去接种宫颈癌疫苗。

10 什么样的女性适合接种宫颈癌疫苗？

关于什么样的女性适合接种宫颈癌疫苗，不同的医学机构有着不同的建议，但总体原则是年龄小、没有性生活的女性，疫苗的预防效果较好。不是说大龄的女性就不能接种，只是说接种的性价比会比较低。

世界卫生组织（WHO）推荐 9~12 岁女性接种。

美国妇产科医师协会与美国食品药品监督管理局推荐 9~26 岁接种。

日本妇产科学会、日本小儿科学会、日本妇科肿瘤学会推荐日本女性 45 岁以前都可以接种。

目前在中国市面上有 4 种宫颈癌疫苗，分别是国产的双价疫苗、进口双价疫苗、进口四价疫苗与进口九价疫苗。进口九价疫苗的年龄范围是 16~26 岁，其他的疫苗都是 9~45 岁。接种程序分两种，二价疫苗是 0、1、6 月各接种 1 剂，四价与九价疫苗则是 0、2、6 月各接种 1 剂，都是接种 3 剂，区别在于第 2 剂的接种时间。

需要大家注意的是，即便接种了宫颈癌疫苗，仍然还要做规范的宫颈癌筛查。

⑪ 卵巢癌包括哪些类型？各有什么不同？

卵巢癌与其说是一种疾病，不如说是一类疾病，因为卵巢癌包括非常多的类型，不同类型之间的异质性非常大。

卵巢癌可以分为两大类，最常见的一类是卵巢上皮癌、输卵管癌和原发性腹膜癌。这三种癌症发生的器官不同（卵巢、输卵管、腹膜），但来源都一样，都是输卵管细胞。输卵管游离在腹腔之中，表面的细胞到处播散，落到卵巢上再发生癌变，就是卵巢癌，落到腹膜上发生癌变，就是原发性腹膜癌。所以这一类癌症准确说应该为输卵管癌，最为常见。

另一类是少见的卵巢恶性肿瘤，包括卵巢恶性米勒混合瘤（癌肉瘤）、透明细胞瘤、黏液癌、子宫内膜样癌、低级别浆液性癌、卵巢交界性上皮瘤（低度恶性潜能）、恶性性索间质瘤和恶性生殖细胞肿瘤。

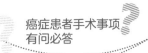

每一类型的卵巢癌，基因特点、恶性程度、预后都不大一样。

⑫ 为什么说卵巢癌是女性"隐匿杀手"？

卵巢癌发病大都神不知鬼不觉，不愧于"隐匿杀手"的称号。早期患者没有任何症状，因此仅少部分患者是早期发现的。卵巢癌筛查一直以来都是一个医学界的难题。

科学家在努力地寻找卵巢癌筛查的办法。

2001 年，英国的医学家开始了一项令人惊异的、庞大的研究。该研究有 20 万名女性参与，目的是评估卵巢癌筛查到底能不能让大部分的卵巢癌患者获益（比如降低卵巢癌的死亡率）。到目前为止，有一些看起来很有希望的初步结果，但对于正式推广卵巢癌筛查，证据还远远不够。该研究主要集中于两种筛查方法：肿瘤标记物糖类抗原 125（CA125）和经阴道超声。

· CA125

糖类抗原 125 是卵巢上皮癌细胞分泌的一种糖蛋白。CA125 会被分泌到血液中，从而被仪器检测到。20 世纪 80 年代早期，CA125 被德克萨斯大学的罗伯特·巴斯特（Robert Bast）教授发现。之所以命名为CA125，是因为它是第 125 个能被单克隆抗体结合的卵巢癌相关抗原。

大多数卵巢癌患者血液里面的 CA125 含量会升高。因此，定期检测CA125 是一种潜在的卵巢癌筛查方法。但是，很多 CA125 升高与卵巢癌无关，会导致大量的"假阳性"。通俗地说，"假阳性"就是检验结果提示患有卵巢癌，但实际上没有卵巢癌。这种情况下，反而会给做筛查的女性带来过度的检查与不必要的焦虑。

·经阴道超声

将超声探头伸入阴道内，通过超声波的探测来检查子宫、输卵管及卵巢。经阴道超声比体表的超声能更清楚地显示卵巢的结构，发现卵巢上生长出来的肿瘤。但经阴道超声所存在的问题跟 CA125 一样，很多卵巢上长出来的肿瘤可能仅仅就是一个良性的囊肿，大部分情况下不是卵巢癌，因而也会带来过度的检查与不必要的焦虑。

到目前为止，医学界还没有确定行之有效的卵巢癌筛查方法，但是研究还在进行。相信不久的将来，这个医学界的难题会被攻破，"隐匿杀手"会束手就擒。

⑬ 卵巢癌的病因有哪些？

大部分卵巢癌的原因并不明确，不过有 23% 左右的卵巢癌是遗传性的，主要是由于乳腺癌易感基因（BRCA 基因）的致病性突变造成的。发生突变的 BRCA 基因可以由父母亲遗传给子女，大大增加女儿罹患乳腺癌、卵巢癌的风险。

BRCA 基因包括 BRCA1 基因和 BRCA2 基因，每个人都有这两个基因，能帮助 DNA 修复，抑制肿瘤发生。如果这两个基因发生突变，导致基因失活，就会导致 DNA 错误无法修复，从而诱发癌症。

BRCA1 基因的突变会导致女性有 55%~65% 的风险在 70 岁前患上乳腺癌，BRCA2 基因突变则有 45%~69% 的风险。而普通人群里面，患乳腺癌的终身风险只有 13%。

对于卵巢癌来说，BRCA1 基因突变的女性有 39%~44% 的终身风险患上卵巢癌，BRCA2 基因突变则有 11%~17% 的风险。而普通人群的终身风险是 1.2%。

⑭ 卵巢癌有哪些症状?

卵巢癌早期没有明显症状，到了中、晚期才会出现症状。有时症状出现非常迅速，只有几天到十几天时间，最主要的表现就是腹胀，腹部犹如怀孕迅速膨胀。此外，常见的症状还有腹痛、便秘、恶心呕吐、排尿困难等。有时候会出现胸腔内转移，产生大量胸水，导致患者呼吸困难。

⑮ 卵巢癌可以早发现、早治疗吗?

多数情况下，卵巢癌被发现时已经处于晚期。卵巢癌常隐匿性起病，早期没有症状或者症状不特殊，没有引起警惕。

卵巢癌的早期症状可能就是有点腹胀不适。等到了晚期，腹部就会迅速增大，犹如怀孕一般，这是因为癌肿产生了大量的腹水。

⑯ 卵巢癌怎么治疗?

卵巢癌的主要治疗措施包括手术、化疗与靶向药物治疗。放疗在对卵巢癌的治疗上几乎是没有什么作用的。

· 手术是关键

最早尝试用手术切除卵巢肿瘤的是法莲·麦克道尔（Ephraim

McDowell）。他在 1809 年开展了一例卵巢肿瘤摘除手术，这例手术同时也是最早开展的开腹手术。患者的腹腔长了一个重达 10kg 的卵巢肿瘤，已经到了不得不治的地步。在没有麻醉的条件下，麦克道尔进行了周密的准备，只花了 25 分钟就切除了患者的肿瘤。手术后，患者迅速康复，又活了 30 年。麦克道尔没有急着公布他的结果，直到 1817 年，他又做了 2 例成功的开腹卵巢肿瘤切除术，才发表了他的结果。麦克道尔手术技巧高超，在当时简陋的条件下还能保证很高的患者生存率，被称为外科界的神话。

但是就像前面说的一样，卵巢癌隐匿发病，到发现的时候往往就是晚期，已经在腹腔内到处转移了。卵巢癌非常不同于其他腹腔内的癌症，如果是一个不怎么了解卵巢癌治疗原则的医生，在手术当中看到卵巢癌在腹腔中到处转移的景象（实际上，这种情况经常发生，有时卵巢癌会被误诊为肠癌），会倒吸一口凉气，无奈地进行"开关"手术——打开腹腔，看看无法手术，关闭腹腔。

卵巢癌主要以种植的方式进行转移，非常不同于肠癌、肝癌或其他腹腔内的癌症。位于腹腔深处的卵巢癌，就好比一部永不停止的播种机，不停地向腹腔各个部位播撒邪恶的"种子"——癌细胞。当癌细胞被撒落到肝脏表面、脾门、腹膜表面、肠管表面后，一旦有充足的养分，就会"生根发芽"，发展成种植病灶。外科手术如果能完全清除这些种植病灶，连同切除"播种机"，就可视为"根治"。对于Ⅲc 期的晚期卵巢癌，如果能做到切除后肉眼下没有肿瘤残留，则 5 年生存率能达到 60%~70% 以上，而平均水平仅为 39%。

但肠癌以及其他的腹腔内癌症就大不一样了。肠癌也可通过种植进行转移，但更多的是通过淋巴与血液进行转移。肠癌的原发病灶通过淋巴系统转移到远处，形成转移灶，只切除原发灶、转移灶，并不能实现根治的效果，因为从原发灶到转移灶的途径上都可能留下癌细胞，且很多是肉眼看不见的，要全部切除干净，非常困难。

卵巢癌手术对外科医生的要求很高。要达到满意的卵巢癌手术效果，外科医生要具备妇科手术、肠道手术、肝脏手术、脾脏手术的技能，这些是跨专业的。因此，有时纯粹的妇科医生可能无法胜任这项工作，他们需要与普通外科医生一起来完成手术。

手术在卵巢癌治疗中是非常重要的。过去，在缺乏有效化疗药物的情况下，手术是唯一的治疗措施。根据手术结局，卵巢癌手术可分为满意的手术与不满意的手术。

满意的手术，就是指术后残留的肿瘤病灶小于 1cm，甚至肉眼看不到残留的肿瘤。而不满意的手术则相反，术后还残留了直径大于 1cm 的肿瘤。满意的手术能够将晚期卵巢癌患者的生存期提高 1 倍左右，比如Ⅲc 期的卵巢癌，残留灶肉眼未见的患者最长生存期是 86 个月，残留灶直径 0.1~1cm 的患者是 46 个月，而残留灶直径大于 1cm 的患者仅有 37 个月。

能不能取得满意的手术效果跟外科医生的水平、肿瘤生长的部位、转移病灶的数量有关。即便是训练有素的妇科肿瘤医生，也只有 30%~40% 的晚期卵巢癌手术可以取得满意的手术效果。因此，寻找一位经验丰富的卵巢癌外科专家，是治疗卵巢癌的第一步，也是最为关键的一步。

·化疗极重要

当然，对于卵巢癌光手术是不够的。即便是手术能做到满意的效果，但这只是外科医生肉眼下未见到肿瘤残留。实际上，还可能残留有通过显微镜才能发现的转移病灶，必须用癌症的全身性治疗——化疗来巩固疗效，消灭这些肉眼看不到的"邪恶种子"。如果不做化疗，即便是满意手术之后的卵巢癌，很快就可能会复发。

卵巢癌的化疗，是一个长期发展进步的结果。

20 世纪 70 年代，大部分的卵巢癌采用一类叫烷化剂的化疗药物来治疗，烷化剂包括苯丁酸氮芥和环磷酰胺等。采用烷化剂的化疗方案的疗效并不理想，晚期卵巢癌的 5 年生存率大概只有 7% 左右。

1978 年，卵巢癌的化疗有了革新。美国国家癌症研究所的专家罗伯特·杨（Robert Young）经过缜密的临床试验，设计出一种比原来烷化剂更好的方案，名叫 HEXACAF。这个方案包括六甲蜜胺、环磷酰胺、甲氨蝶呤和 5- 氟尿嘧啶四种化疗药物。科学家发现，新方案能让卵巢癌的完全缓解率提高一倍（16% → 33%），而平均生存期整整延长了 1 年（17个月→ 29 个月）。这在当时可以说是令人惊异的成绩。

罗伯特·杨之后，科学家们没有停下前进的步伐。1978 年发现顺铂，1989 年合成卡铂，1994 年紫杉醇正式上市，卵巢癌的标准化疗方案最终形成——紫杉醇 + 铂类的化疗。新的化疗方案对 73% 的晚期卵巢癌患者有效，使总生存期进一步延长（24.4 个月→ 37.5 个月）。

·靶向治疗

靶向药物在卵巢癌治疗中越来越重要。最主要的药物是聚腺苷二磷酸核糖聚合酶（PARP）抑制剂与贝伐单抗。

发生了 BRCA 基因突变的卵巢癌患者 DNA 损伤后缺少了 BACA 基因的修复，但还可以通过 PARP 来诱导修复。科学家发明了 PARP 抑制剂，让这条修复的途径也断了，等于对癌细胞进行了"双杀"。这就高选择性地诱导癌细胞的 DNA 无法正确修复而死亡，而对于正常细胞来说影响很小。卵巢癌化疗结束后服用 PARP 抑制剂维持治疗，有 13% 左右的患者跟踪随访 5 年以上都没有复发，并且总生存期也显著延长了。针对 BRCA 基因突变的患者而言，复发或死亡风险下降了 70%~80%；没有突变的患者，复发或死亡风险也能降低 30%~40%。这疗效在过去无法想象。目前，PARP 抑制剂最主要的两种药是奥拉帕利、尼拉帕利。

贝伐单抗能够使晚期卵巢癌的无进展生存期提高 4 个月左右，但总生存期没有变化，比 PARP 抑制剂的效果要差一些。无进展生存期是指

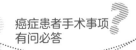

从患者开始治疗到肿瘤出现进展或患者死亡的时间。靶向药物带给患者的获益并不大，但费用往往很高，意味着性价比较低。

靶向药物的不良反应比化疗要小，但也会有严重的不良反应，比如高血压、胃肠道穿孔等。临床上需要患者结合自己的经济实力、病情状况等合理选择。

⑰ 卵巢癌的预后怎么样？

卵巢癌预后取决于很多因素，包括卵巢癌的病理类型、病理分期等，越是高级别的、晚期的卵巢癌，预后越差。同时，卵巢癌的预后还取决于手术能否做到满意减瘤、化疗是否敏感、BRCA 基因是否突变，等等。犹如一个铁箍的木桶，如果出现一个短板，木桶的水位就不高，只要存在一个不良的因素，卵巢癌的预后就不会好。

⑱ 卵巢癌为什么很容易复发？

卵巢癌很容易复发的原因在于卵巢及输卵管是游离于腹腔内的器官，卵巢上面的细胞发生癌变，很容易像播种机撒种子一样播散出去，导致全腹腔内的种植转移。而且卵巢癌隐匿起病，被发现时往往是晚期，无法彻底治愈。

卵巢癌治疗结束后，一定要坚持复查。这是因为卵巢癌的复发率很高，数年内复发是一个大概率事件，不能等到复发了、症状严重了再做治疗，那就失去了治疗的时间窗，预后会很差。一般在前三年，每 3 个月复查一次，到第 4~5 年，每 6 个月复查一次，第 6 年以后，每年复查一次。复查的主要项目是 CA125 和腹部 B 超。CA125 是很敏感的肿瘤标志物，在卵巢癌复发出现症状前 3 个月就会升高。此外，每年还要定期复查 CT。

⑲ 卵巢畸胎瘤是恶性肿瘤吗？怎么治疗？

卵巢畸胎瘤是一种良性肿瘤，不会自己消退，也没有药物可以治疗。畸胎瘤可能会不断长大，导致卵巢蒂扭转，因引发阑尾炎一样的急腹症而就诊，只能靠手术切除来治疗。卵巢畸胎瘤可能会发生癌变，但概率很低，小于千分之一。

⑳ 子宫内膜癌的发病率高吗？

子宫内膜癌的年发病率为 10 万分之 28.1，占所有新发癌症例数的 3.5%。2020 年，中国有 42 万女性罹患子宫内膜癌，在所有女性患癌种类中排第 6 位。

前十位的癌症分别是：乳腺癌 226 万、结直肠癌 87 万、肺癌 77 万、宫颈癌 60 万、甲状腺癌 45 万、子宫内膜癌 42 万、胃癌 37 万、卵巢癌 31 万、肝癌 27 万，非霍奇金淋巴瘤 24 万。

㉑ 哪些女性容易患子宫内膜癌？

增加子宫内膜癌患病风险的危险因素包括：肥胖；服用影响女性性激素的药物，如绝经后服用雌激素，长期服用他莫昔芬、避孕药；未生育或者绝经期过晚；多囊卵巢综合征患者；未使用宫内节育器；年龄；2

型糖尿病；不良的饮食与运动习惯；家族史；既往罹患过乳腺癌或者卵巢癌；既往有子宫内膜增生病史；盆腔做过放疗。

具有以上危险因素的女性患者如果在绝经后出现阴道流血，应尽早前往医院就诊，以期早发现、早治疗。

㉒ 子宫内膜癌的症状有哪些？

子宫内膜癌最主要的症状是绝经后的阴道流血。但凡年纪大的女性在绝经多年后，突然像年轻人一样来"月经"了，一定要去医院就诊，这种情况高度怀疑子宫内膜癌。检查项目主要是妇科检查、诊断性刮宫，取得内膜病理后就可以诊断了。

㉓ 子宫内膜癌可以早发现、早治疗吗？

子宫内膜癌可以早发现、早治疗，关键在于多关注自己的身体，只要发生绝经后阴道流血，就马上到医院就诊。不像其他癌症，一旦出现症状就是中晚期，内膜癌比较特殊，出血大多是早期就有的症状。年轻的时候由于有月经，内膜经常脱落，所以不大会发生内膜癌，只有绝经后的女性，内膜不再周期性脱落，留在体内久了才有可能发生癌变，一癌变就出血，就能早期发现。

㉔ 子宫内膜癌怎么治疗？

子宫内膜癌的治疗措施主要是手术、化疗、放疗。

早期的子宫内膜癌癌肿只局限在子宫宫腔内，没有超过 1/2 的子宫壁，通过手术完整切除子宫双附件，同时做腹膜后的淋巴结清扫就足够了。

对于中、晚期的子宫内膜癌，癌肿已经超过 1/2 子宫壁，甚至发生了子宫外的转移，包括淋巴结转移、腹腔内或腹腔外其他器官的转移，那么手术就不够了，还需要增加放疗、化疗。放疗主要是以全盆腔的外照射为主，化疗则是以铂类化疗药为主的全身静脉化疗。放疗、化疗往往要求同时做，以达到更好的效果。

越早期的子宫内膜癌，治疗效果越好。早期、仅局限于子宫的子宫内膜癌，5 年生存率可达 95%。中期、发生区域性转移的子宫内膜癌，5 年生存率降至 69%。晚期、发生远处转移的子宫内膜癌，5 年生存率就只有 17% 了。

㉕ 子宫内膜癌的预后怎么样？

子宫内膜癌的预后与其他妇科恶性肿瘤比较起来，相对较好。

子宫内膜癌的 5 年生存率高于同期卵巢癌和宫颈癌。子宫内膜癌早期就会出现阴道流血，且大多发生在绝经期，不会被患者忽视而影响就诊。早期发现内膜癌，治疗效果较好。

但也有很少部分内膜癌预后很差。现代科学家发现了子宫内膜癌的分子分型，能保证医生找到内膜癌预后较差的患者，及早干预，积极治疗。

㉖ 子宫肉瘤很罕见吗？临床有什么症状？

子宫肉瘤是比较罕见的肿瘤之一，约占女性生殖系统恶性肿瘤的

3%。子宫平滑肌肉瘤为子宫肉瘤最常见的病理类型之一，占 30%~40%。

子宫肉瘤的症状来源于迅速增大的子宫肿瘤造成的压迫。向前压迫，会引发排尿异常，如排尿困难或者排尿频繁；向后压迫，则造成排便困难、排便性状改变。有时，巨大的子宫肉瘤也会造成明显的腹部肿块，可被患者自己触摸到。

㉗ 子宫肉瘤怎么治疗？

子宫肉瘤最主要的治疗措施是手术切除，对化疗、放疗均不敏感。子宫肉瘤的复发率很高，患者可能要经历多次复发、多次手术。完整地将肿瘤切除，没有残留是治疗子宫肉瘤的关键。手术方式常选择子宫双附件切除，同时对任何其他部位的可疑转移灶进行切除。

对于部分患者而言，内分泌治疗可能会有效果，这取决于肿瘤病理中有没有发现雌激素受体、泌乳素受体阳性。阳性比例越大的患者，内分泌治疗越有效果。

㉘ 子宫平滑肌瘤会恶变成肉瘤吗？

子宫平滑肌瘤有一定概率变成肉瘤，但这个概率并不高。子宫平滑肌瘤的肉瘤恶变率为 0.13%~0.81%。研究发现，1000 例子宫平滑肌瘤手术中大概只有 3 例最后会被诊断为肉瘤。如果既往有子宫平滑肌瘤的病史，应定期体检。若突然发现子宫肌瘤在数月到 1 年之间迅速增大，并且 B 超检查提示瘤体内血流信号明显，则要怀疑肌瘤发生恶变，及时到医院就诊。

㉙ 外阴癌是一种什么样的癌症？有哪些症状？

外阴癌是指女性外阴长了恶性肿瘤，最多见的病理类型是鳞癌。外阴癌年发病率很低，远低于子宫内膜癌，非常罕见。

外阴癌一般多见于年老女性，跟宫颈癌类似，可能与 HPV 长期感染相关。但大多数外阴癌的病因并不明确。

外阴癌的主要症状是外阴瘙痒、外阴出现肿块，严重的话会出现外阴肿块的破溃出血。如果外阴癌发生转移，最先表现为腹股沟区的肿块。外阴癌有时会伴有大腿根部的疼痛，是因癌肿侵犯到了神经组织。

㉚ 外阴癌怎么治疗？

外阴癌的主要治疗措施包括手术、放疗、化疗。

对于局限于外阴的外阴癌，或者有转移但还只是区域性淋巴结转移的外阴癌，主要靠手术治疗。通常根据外阴癌的范围来确定手术范围，最小可以单纯切除肿块，保证癌肿到切缘的安全距离即可，大一点就切除整个外阴，再大一点还要清扫腹股沟的淋巴结。外阴癌如果有转移或者远处转移，就需要辅助放疗或者化疗。外阴癌的预后取决于分期，越早期的患者，治疗效果越好。目前，外阴癌的 5 年生存率较高。

第十二章
乳腺肿瘤相关问题

01 乳头溢液一定是得了癌吗?

乳头溢液并不是一种疾病,而是乳腺疾病的主要症状之一,指的是非妊娠期或者非哺乳期,轻轻挤压乳头会有大量或者中量的液体溢出。它的发病占到整个乳腺疾病的 10% 左右,发病年龄主要集中在 45~60 岁。

乳头溢液通常可分为生理性溢液及病理性溢液。生理性溢液一般指的是由于妊娠或是吃了一些药物而引起的乳头溢液;病理性溢液则是由乳腺本身的结构改变导致的乳头溢液。根据疾病的不同,乳头溢液所呈现出的表现也有所不同。导管内乳头状瘤导致的乳头溢液,可以摸得到乳晕下方有绿豆或黄豆大的包块,挤压包块会发现乳头溢液增多;乳腺囊性增生病伴有乳头溢液,大部分是清亮的或者略带浑浊的浆液性的乳头溢液;乳腺癌引起的乳头溢液绝大多数是溢血。乳头溢血需要高度重视,往往需要手术处理。

02 B 超报告 BI-RADS 3 类需要做手术吗?

B 超报告 BI-RADS3 类不一定要做手术。

现在的乳房影像检查都会采用国际统一的 BI-RADS 分类,具体如下。

BI-RADS 0:常见于钼靶,腺体致密,病灶不能显示,需进一步检查,如 B 超、磁共振。

BI-RADS 1:正常。

BI-RADS 2:良性病灶,基本上可以排除恶性,6~12 个月复查。

BI-RADS 3:可能良性,恶性可能性 2% 以内,建议短期(3~6 个月)

复查，及其他进一步检查。

BI-RADS 4：恶性可能性 2%~95%，提示需要手术或穿刺以明确结果。可再分成 4A、4B、4C。

BI-RADS 5：高度怀疑恶性。

BI-RADS 6：已证实为恶性。

B 超报告上的 BI-RADS 分类与读片医生的主观性相关，建议前往专科医院进一步检查，若仍为 BI-RADS 3 类，就需要引起重视，补充其他检查，如钼靶或（和）磁共振，并在短期内（3~6 个月）复查。

03 乳腺癌手术前为什么要做穿刺?

如果手术前不穿刺，病理报告没有明确，术中还需要切除肿块送术中冰冻检查，等冰冻病理明确是乳腺癌后，才可以做根治性手术。此时因乳房已切过肿块，行前哨淋巴结活检的失败率就会增加，保住腋窝的机会就会变小。如果手术前已明确病理为乳腺癌，就可以直接行根治性手术，不需要切除肿块送术中冰冻病理检查，做腋窝前哨淋巴结活检的准确性就能提高。

手术前明确肿块病理对于患者来说，可以了解自己病情，为自己选择适合的手术方式。明确病理后，患者对各种手术方式能更全面地了解，也能更加自主地选择适合自己的手术方式。若术前未能明确病理，需等术中冰冻报告决定进一步手术方式，术中患者是全麻状态，手术方式的选择权就交给了代理人，不能真正自主地选择手术方式。因此，术前穿刺明确病理是非常重要的。

04 乳房肿块穿刺会引起癌细胞扩散吗？

乳房肿块穿刺不会引起癌细胞扩散。

穿刺是很重要的病理学检查，一方面能明确肿块的病理，确定是否为乳腺癌；另一方面能确定腋窝淋巴结有无转移，确定乳腺癌的分期，对于决定先手术还是先化疗有重要的指导意义。如果腋窝淋巴结没有转移，评估为可手术乳腺癌，或可保乳，选择先行手术治疗的可能性大。如果腋窝淋巴结有转移，选择先行新辅助化疗，降期后再行手术治疗的可能性大。

新辅助化疗前明确病理是否为乳腺癌非常重要。除了明确病理，还需要行乳腺癌的免疫组化检测，明确雌激素受体（ER）、孕激素受体（PR）、Ki-67、人类表皮生长因子受体 2（HER-2）指标的表达，对明确乳腺癌分子分型，实施对应的新辅助化疗方案至关重要。穿刺不会引起癌细胞的扩散，且穿刺后，化疗或手术等治疗会即刻开展，也不会引起肿瘤的进展。

05 得了乳腺癌是不是必须手术切除乳房？

得了乳腺癌不是必须手术切除乳房。

乳腺癌的手术治疗中针对乳房的处理主要包括两种，即保乳手术和全乳切除术。并不是所有的乳腺癌患者都必须切除整个乳房，部分患者可以选择扩大切除肿块并接受放疗来达到与全乳切除相同的效果。但是保乳手术有很严格的适应证，并不是所有的患者都可以进行保乳手术。肿瘤大小属于 T_1 和 T_2 分期，且乳房有适当体积，肿瘤与乳房体积比例适当，术后能够保持良好的乳房外形的早期乳腺癌患者可以选择保乳手术。对于多灶性乳腺癌患者（同一个象限的多个病灶），也可尝试进行保乳手术。经术前治疗降期后达到保乳手术标准的部分患者也可以慎重考虑保乳手术。但是像妊娠期等无法耐受放疗或者病变广泛无法达到病例切缘阴性的患者，则不宜进行保乳手术。所有乳腺癌患者术前都应与主治医师充分沟通病情，共同商讨手术的方式。

06 可以由患者决定手术方式吗?

在可选择前提下，可以让患者自己选择具体手术方式。

常规乳腺肿瘤的单纯切除称为区段切除手术，良性肿瘤一般只需行区段切除手术，而恶性肿瘤则需要行进一步手术来达到根治。乳腺癌手术大体包括保乳根治术（扩大切除 + 术后放疗）、改良根治术（乳房全切）、重建术（自体重建及假体重建）。

乳腺癌手术无明显麻醉禁忌的情况下均选择全麻，患者术中无知觉。若术前诊断确诊恶性肿瘤，术前结合疾病临床特征（是否有保乳指证）并根据患者及家属意愿，让患者和家属沟通后自己提前决定手术方式是保乳还是全切，抑或是无法保乳但要求乳房重建。在没有病理明确诊断的情况下，术前谈话只能根据术前临床特征及影像学表现来评估良恶性可能，术中送检冰冻病理作为借鉴。即使影像学提示良性但是病灶术中冰冻也存在恶性可能，因此在术前谈话时，充分告知患者及家属一切可能性，详细阐述各个手术方式的手术操作、手术费用，及所涉及的后续治疗、长期预后等，在患者清醒状态下完整了解相关信息从而对自己的手术做出选择，避免因信息缺失而导致失去乳房（术中由授权家属决定切除乳房，患者甚至不知道还可以保留乳房）。

07 为什么有些手术要用金属丝定位?

简单来说,因为有些患者的病变不可明确触及,故术中需要用金属丝定位。这部分患者的病变往往是通过体检发现的,患者自检或者医生查体不能触及明确的乳房结节。这些病变大致分为 B 超发现的不可触及的结节以及钼靶发现的不可触及的钙化灶。以上情况若盲目手术,术中寻找病灶就好比在一片汪洋大海中寻找一艘可以隐形的潜艇。为了防止这种情况发生,患者术前可在 B 超或钼靶下对目标病灶进行金属丝定位,医生在手术中就可以根据金属丝导引从容地切除病变了。

08 为什么有些患者能触及结节还要用金属丝定位?

因触及的结节可能不是需要处理的病灶,故部分患者仍要金属丝定位。这部分患者 B 超检查往往发现多枚结节,一种情况是患者自检或者医生查体触及的结节经 B 超评估不需处理,定期随访即可,但另存在 1 枚(也可能是数枚)不可触及却需要处理的结节,这时候就需要对不可触及却需要处理的结节进行金属丝定位了。还有一种情况是 B 超检查发现乳腺某一象限存在多枚结节,其中 1 枚需要处理,而不能明确在这一象限触及的结节是否就是那枚需要处理的结节,这时最好也进行金属丝定位,明确需要处理的结节。

另外,部分患者需要处理的病变可能是通过钼靶发现的钙化灶,这类病变往往不可触及,而触及的结节可能不是所需处理的钙化灶,故也需进行金属丝定位。

⑨ 为什么同时需要 B 超和钼靶下金属丝定位？

　　如果患者在 B 超检查和钼靶检查中都发现了需要处理的病变，而病变都无法明确触及，且通过检查判断，两个病变处于不同的位置，那么就需要对 B 超发现的病变进行 B 超下金属丝定位，对钼靶发现的病变进行钼靶下金属丝定位。或者根据检查判断，B 超和钼靶发现的两个病变虽位于同一象限（或者位置靠近），但仍不能明确在同一位置，这时往往需要患者先去做一项定位（如钼靶定位），再去做另一项检查（如 B 超）判断是否为同一位置。若是，则不需再定位；若不是，还需再行定位。

⑩ 乳腺癌手术患者都需要行腋窝淋巴结清扫吗？

　　并不是所有乳腺癌手术都需要常规行腋窝淋巴结清扫。同侧腋窝淋巴结是乳腺癌最容易发生转移的区域。而乳腺癌发生淋巴结转移通常会先经过第一批淋巴结，叫前哨淋巴结。前哨淋巴结活检能够准确地评估早期乳腺癌腋窝淋巴结转移状况。若前哨淋巴结活检阴性，患者可以安全地避免腋窝淋巴结清扫，从而减少因腋窝清扫带来的上肢功能障碍、上肢淋巴水肿等并发症。

　　对于术前影像学或者查体提示腋窝淋巴结阳性，且穿刺病理提示腋窝淋巴结转移的患者，以及术中前哨淋巴结活检提示前哨淋巴结阳性的患者，通常会推荐行腋窝淋巴结清扫。

⑪ 前哨淋巴结活检的适应证和禁忌证有哪些?

前哨淋巴结活检是检测早期乳腺癌腋窝淋巴结转移状态的有效手段。但行前哨淋巴结活检必须遵从活检指征。

适应证包括: ①早期浸润性乳腺癌患者(肿瘤分期为 T_1 或 T_2)。②导管内癌并且拟行全乳切除的患者。③新辅助化疗后腋窝淋巴结阴性的患者。

禁忌证包括: ①炎性乳腺癌。②临床查体腋窝淋巴结阳性并且穿刺病理提示腋窝转移。③新辅助化疗后腋窝淋巴结仍提示阳性。

目前,对于一些患者是否应行前哨淋巴结活检仍有争议,如: ①导管内癌且接受保乳手术。②肿瘤类型较好、年龄较大、基础疾病较多的老年早期乳腺癌患者。③保乳术后同侧再发/复发患者等。对于有争议的患者,临床医生需结合患者综合情况考虑利弊,再决定是否行前哨淋巴结活检。

⑫ 保乳患者前哨淋巴结阳性必须要行腋窝淋巴结清扫吗?

部分前哨淋巴结阳性的保乳患者可以免除腋窝淋巴结清扫,但是必须严格把握适应证。基于临床研究数据结果,目前指南推荐满足以下所有条件才可考虑免除腋窝淋巴结清扫。

(1)乳腺肿瘤分期为 T_1 或 T_2 患者。

(2)未接受过术前化疗。

(3)接受保乳手术。

（4）前哨淋巴结转移数目为 1~2 枚。

（5）后续接受放疗以及系统全身治疗。

但在临床实践中，即使患者满足上述所有条件，仍需谨慎选择免除腋窝淋巴结清扫。临床医生需结合患者的复发风险、前哨淋巴结活检方法以及放疗的成熟度来判断该手术方式的可行性。患者需在医生的建议下，充分了解腋窝清扫的并发症与肿瘤复发的风险，权衡利弊后再决定手术方式。

⓭ 乳腺癌可以选择新辅助治疗吗？

新辅助治疗是指未发现远处转移的初治乳腺癌患者，在计划中的手术治疗或手术加放疗的局部治疗前进行的全身系统性治疗。新辅助治疗作为乳腺癌治疗的重要组成部分之一，目前仍处于不断发展的阶段，随着各类临床试验和新的治疗理念不断涌现，其治疗模式也从曾经单一的化疗转变为当前基于不同乳腺癌分子亚型的新辅助化疗、新辅助抗HER-2 靶向治疗联合化疗、新辅助内分泌治疗等。

在乳腺癌多学科治疗中，手术治疗是乳腺癌治疗的重要手段之一，但乳腺癌患者生存期延长还要得益于正确合理的使用全身治疗手段，包括化疗、内分泌治疗和分子靶向治疗等。新辅助治疗作为乳腺癌系统性治疗的重要组成部分，在临床实践中扮演着非常重要的角色。术前新辅助治疗的合理应用，改变了乳腺癌治疗首选手术的传统模式，增加保乳机会，提高治疗效果。

乳腺癌进行新辅助治疗的目的和意义何在?

新辅助治疗的目的和意义如下所示。

（1）使乳腺原发肿瘤降期：主要是针对无法手术或难以手术的部分局部晚期乳腺癌患者，希望通过新辅助治疗，使不可手术者转为可手术，需接受乳房切除者获得保乳的机会。

（2）通过新辅助治疗的疗效评估指标，如病理学完全缓解即 pCR 等评估预后，并指导后续全身治疗。不同分子分型的患者由于对化疗和靶向治疗的敏感性不同，在新辅助治疗后的辅助阶段强化治疗的策略也有所不同。

（3）发挥体内药敏试验的作用，对于新辅助治疗无效者及时更换非交叉耐药方案，从而改善预后。新辅助治疗能在短期内获得乳腺癌对化疗方案的敏感性的信息，这决定了其在预测辅助化疗的疗效方面具有更高的效率。当然部分患者（＜5%）在新辅助治疗过程中可能出现疾病进展，甚至丧失手术的机会。这更要求患者和医生在治疗过程中配合良好，定期进行检查，及时发现病灶的进展，从而及时调整治疗策略，谨慎更换治疗方案或可以尽早改行手术治疗，以避免无效治疗致肿瘤播散。

⑮ 哪些乳腺癌患者适合行新辅助治疗?

新辅助治疗是局部晚期乳腺癌和炎性乳腺癌患者的规范疗法之一。但随着医学进展，目前认为任何需要辅助治疗的可手术乳腺癌（临床Ⅱ、Ⅲ期乳腺癌），都可视为新辅助治疗的适应证。通常对于满足以下条件之一的患者可考虑进行新辅助治疗。

（1）肿瘤较大者（一般为 > 5cm）。而对于肿瘤为 2~5cm 者，应综合其他危险因素选择是否进行新辅助治疗。

（2）伴有腋窝淋巴结转移的患者。

（3）有保乳意愿，但肿瘤大小与乳房体积比例大难以保乳的患者。

（4）特定分子学分型的乳腺癌患者：HER-2 阳性或三阴性乳腺癌患者（对于 HER-2 阳性或三阴性乳腺癌，通常肿瘤应大于 2cm，才推荐使用新辅助治疗）。

⑯ 新辅助治疗期间的注意事项有哪些？

新辅助治疗前，必须要完成相关检查，评估患者的疾病情况，明确病理诊断和分期，确定肿瘤组织 ER、PR 和 HER-2 状态。临床检查腋窝淋巴结阳性的患者，需穿刺活检明确诊断。如穿刺阴性或临床检查腋窝淋巴结阴性的患者，应在新辅助治疗前行前哨淋巴结活检术。新辅助治疗的周期要根据不同病期和治疗目的而定，合理选择治疗方案，并进行严格的疗效评价，从而科学合理的调整治疗方案。

乳腺癌的早期新辅助治疗中，不同亚型乳腺癌患者有不同的治疗策略并影响着后续辅助治疗，患者应该与医生更好的合作，积极配合治疗，医患共同面对疾病，争取有更好的治疗获益。

⑰ 新辅助化疗后淋巴结转阴了，还要放疗吗？

新辅助化疗后淋巴结转阴了还需要放疗。

临床试验证实，对于早期乳腺癌患者，若腋窝淋巴结有转移或者乳房肿瘤大于 5cm 或者侵犯胸壁、皮肤等，需要行术后辅助放疗。对于新辅助化疗前符合以上放疗指征的患者，新辅助化疗后虽然淋巴结转阴，乳腺肿瘤缩小，但仍有回顾性的数据表明，放疗可以对无论肉眼还是任何检测方法都检查不出来的肿瘤细胞进行照射，造成细胞 DNA 损伤而凋亡，达到减少局部复发，进而治愈的目的。

⑱ 新辅助化疗后可以行前哨淋巴结活检吗？

乳腺癌新辅助化疗后能否行前哨淋巴结活检需结合新辅助化疗前的肿瘤分期以及化疗疗效来判断，具体可分为以下几种情况。

（1）新辅助化疗前腋窝淋巴结阴性，新辅助化疗后淋巴结仍阴性的患者是前哨淋巴结活检的适应证之一。

（2）若新辅助化疗前腋窝淋巴结阴性，化疗后淋巴结转为阳性，通常考虑化疗疗效欠佳，疾病进展，不建议行前哨淋巴结活检。

（3）若新辅助化疗前腋窝淋巴结阳性，化疗后淋巴结转阴性，可以考虑行前哨淋巴结活检。但是对于新辅助化疗前淋巴结负荷较大，如有腋窝淋巴结固定／融合等特征的患者，化疗后行前哨淋巴结活检的准确性和安全性仍有待验证。

（4）若新辅助化疗前腋窝淋巴结阳性，化疗后腋窝淋巴结仍阳性，则是前哨淋巴结活检的禁忌证。

⑲ 如何解读乳腺癌术后病理报告？

乳腺癌的术后病理报告对于确定乳腺癌的分期、术后的综合治疗非常重要。乳腺癌的病理报告大致包括：①组织学类型：非浸润性乳腺癌，预后极好，不需要化疗；浸润性乳腺癌，包括非特殊型浸润性导管癌、浸润性小叶癌和特殊类型乳腺癌。②组织学分级。③肿瘤的位置与大小。④手术切缘。⑤有无脉管瘤栓。⑥腋窝淋巴结转移情况。⑦免疫组化指标：雌激素受体（ER）、孕激素受体（PR）、人类表皮生长因子受体2、Ki-67等。

新辅助化疗后的病理报告还包括对新辅助化疗疗效的评估，为新辅助化疗后的治疗决策提供重要的依据。国内常见的是MP评估系统，通过手术前后标本配对检查，对治疗后肿瘤细胞减少的比例进行分级。1级表示肿瘤细胞数量总体上无减少；2级表示肿瘤细胞减少不超过30%；3级表示肿瘤细胞减少30%~90%；4级表示肿瘤细胞明显减少超过90%；5级表示肿瘤瘤床部位切片未见浸润性癌细胞，但可存在导管原位癌。

⑳ 乳腺癌术后为什么要放置引流管？

乳腺癌手术后留置胸壁及腋下引流管的主要目的是引流手术区域的渗血、渗液，促进切口愈合，预防感染。乳腺癌手术会部分或全部切除乳房腺体、脂肪组织及腋窝淋巴脂肪组织，手术区创面会有渗血、渗液，如果不及时引流到体外，就容易在手术区局部形成积液，影响手术区组织的愈合，诱发感染等。所以，医生通常会在乳腺癌患者患侧胸壁及腋窝各放置一根引流管，引流管连接有效持续负压吸引的负压球。负压球保持的负压吸引对于促进皮瓣与胸壁、腋窝的紧密贴合，预防皮下积液和感染以及促进切口愈合非常有帮助。

㉑ 乳腺癌术后什么时候可以拔除引流管？

引流管放置的时间是根据切口愈合情况来判断的。一般情况下，胸壁引流管在术后第 3 天就可以拔除，腋窝引流管大多需要 10 天或更长的时间。所以通常情况下，腋窝引流管放置时间较长。但每个患者具体放置时间差异也很大，切口愈合差异是主要影响因素，还包括年龄、术后切口包扎固定、营养状况、有无感染等多种影响因素。一般年龄大、术后早期包扎固定不牢靠、术后营养差、术后切口感染是导致引流管拔除延迟的主要原因。

引流管拔除的操作相对简单，大多也无明显疼痛，但引流管的拔除时机和指征的把握相对困难，临床主要靠专科医生来判断，判断的主要依据是切口愈合情况和引流量的多少。一般情况下，切口愈合好、连续 2 天每天引流量在 30ml 或以下，即可拔除。

引流管拔除后，切口的引流液不会立即停止渗出，少量的引流液通常会被切口区组织吸收，所以引流管拔除后的前 2 天是关键时期，处理不好，可能需要再次置管引流。为避免再次置管，一般建议引流管拔除后前 2 天做到 2 点：①切口的包扎牢靠程度需要跟拔管前一样。②及时抽掉切口内少量积液。

㉒ 为什么乳腺癌术后要锻炼上肢？

乳腺癌手术的范围不仅包含乳房，同侧腋窝处理往往也是一台乳腺癌手术重要的组成部分之一。大部分乳腺癌患者都需要进行腋窝的淋巴结活检手术或者淋巴结清扫手术。

一方面，患者术后腋窝部位难免会产生瘢痕，而瘢痕牵拉会使上肢活动出现障碍。另一方面，因部分静脉、淋巴回流通路在术中被阻断，部分患者术后可能出现上肢水肿。而上肢功能锻炼恰恰能帮助患者预防瘢痕牵拉引起的功能障碍，缓解上肢僵硬和疼痛，提高生活自理能力，同时还利于静脉、淋巴回流，预防水肿，促进水肿消退。

因此，在此呼吁广大乳腺癌患者，术后请及时且规范地进行上肢功能锻炼！

㉓ 乳腺癌术后如何行上肢锻炼？

乳腺癌术后的上肢功能锻炼分为三个阶段。

一阶段：术后 1 周内的患者，通过前臂的运动和肢体远端肌肉的收缩，促进血液和淋巴液回流，预防淋巴水肿，促进切口愈合。

二阶段：引流管拔除后至切口创面愈合期的患者，通过肩关节周围部分肌肉群的锻炼及切口周围组织的牵拉，加快血液循环、帮助淋巴液回流、减轻瘢痕粘连，增加关节活动度。

三阶段：切口完全愈合的患者（约 2 个月以后），通过较大幅度的关节锻炼，维持皮肤弹性和肌肉力量，保持关节活动度，巩固前期锻炼效果。

扫码看视频

锻炼目标：患侧上肢活动度理想状态，肩关节上举 180 度，同时屈肘，手指可触及脊柱；肩关节后伸，同时屈肘，可触及对侧肩胛骨。具体可参照自身健侧上肢正常活动范围。

㉔ 乳腺癌术后淋巴水肿了该怎么办？

乳腺癌术后若感患侧上肢无力、沉重或发胀，下午或劳累后加重，穿衣时袖子明显变紧，甚至肉眼可见的比健侧上肢粗，可能是出现了上肢淋巴水肿。

出现上肢淋巴水肿不用慌！早期水肿可通过正确的治疗和护理缓慢消退。但水肿改善后不可放松警惕或中断治疗、护理，否则易逐渐加重。

淋巴水肿重在事先预防：避免在患侧上肢抽血、输液或测血压，避免过分疲劳，当感到疼痛时要休息，抬高肢体。患侧上肢不提过重的物体（6.8千克以上），并定期监测臂围。保持患侧上肢皮肤清洁干燥，注意皱褶和手指间隙，洗浴后擦润肤露。

淋巴水肿的治疗方法包括促进淋巴液回流手法按摩、绷带包扎、压力泵治疗、药物治疗、运动疗法及手术治疗等。如果出现淋巴水肿，必须由专科医生进行诊断，并由专业医护人员进行治疗及护理。

扫码看视频

25 乳腺癌术后没有淋巴结转移需要放疗吗?

乳腺癌术后没有淋巴结转移的患者是否需要放疗应依据患者所行的是保乳手术还是乳腺全切除术进行判断。

·保乳手术

对于年龄大于70岁、肿瘤小于2cm、没有淋巴结转移的老年患者，若满足ER阳性、可以进行至少5年的他莫昔芬内分泌治疗的条件，可以豁免术后辅助放疗。其他的保乳手术患者无论是否有腋窝淋巴结转移，均需要进行术后辅助放疗。

·乳腺全部切除术

如果患者腋窝淋巴结有转移，或者乳腺肿瘤大于5cm以上，或者乳腺肿瘤侵犯胸壁、皮肤等，应行术后辅助放疗，以增加对患者肿瘤的局部控制，延长患者生存期。

26 乳房重建在什么阶段进行?

影响乳房重建术的手术时机的因素很多，但是最重要的因素是患者是否需要进行术后放疗，放疗会引起皮肤僵硬，加重乳房假体的包囊挛缩等不良反应。一些患者不需要进行术后放疗，那么在患者乳房切除的同时就可以进行乳房重建手术，即所谓的一期重建。手术时可以尽可能完整地保留乳房原来的皮肤和外形，使重建效果更好。一期重建既可以用自体组织重建，也可以用假体重建。而针对需要术后放疗的患者需要延期重建，也称为二期重建。在患者放疗结束后至少半年以上再进行重建，此时切除因放疗而僵硬的皮肤再进行重建效果最好。二期重建更多应用自体组织重建。

27 乳房重建的方法有哪些?

乳房重建根据材料的不同可以分为两大类，一类是应用异体组织的乳房重建，一类是应用自体组织的乳房重建。

· 应用异体组织

异体组织指硅凝胶乳房假体及皮肤软组织扩张器等。应用异体组织的乳房重建适应于再造乳房体积小、局部有良好的软组织覆盖、不愿意牺牲身体其他部位自体组织的患者，或局部有充足组织的患者。

·应用自体组织

应用自体组织乳房再造是以自身组织为供区，通常包括背部和腹部，采用组织移植的方法进行乳房再造。自体组织移植再造的乳房效果持久、外形逼真，具有以下几方面的优点。

（1）可充分利用患者的自体组织。

（2）避免假体可能带来的一系列并发症。

（3）质地好、易于塑形，下垂感好，同时可矫正锁骨下凹陷及腋前壁缺损畸形。

（4）不仅可耐受术后的放射治疗，而且可应用于曾经接受过放射治疗又因复发而行广泛切除的患者。

（5）具有良好血运的自体组织能够促进不良创面及溃疡的愈合。自体组织皮瓣依其转移方式可分为带蒂转移及游离移植，最常用的有横形腹直肌肌皮瓣、背阔肌肌皮瓣、腹壁下动静脉穿支皮瓣等。

28 是不是所有乳腺癌术后的患者都可以进行乳房重建？

所有接受乳腺癌手术治疗的女性都可以选择乳房重建，但需注意以下几点。

（1）炎性乳腺癌切除术是即刻乳房重建的禁忌证。

（2）局部晚期乳腺癌并非即刻乳房重建的绝对禁忌证，但是要考虑局部晚期乳腺癌患者术后应接受放疗。当计划行乳房重建时，重建手术可延迟至放疗结束进行，也可在乳房切除时植入组织扩张器，待放疗结束后再取出扩张器，并更换为假体或自体组织，完成重建。

（3）吸烟和肥胖是乳房重建的相对禁忌证，无论是假体重建还是自体组织重建，吸烟和肥胖都会增加各类乳房重建术的并发症的发生风险。

㉙ 乳房重建术后可以放疗吗?

乳房重建术后可以放疗。

术后辅助放疗会增加乳房重建并发症，假体乳房重建的放射相关并发症包括包膜挛缩、感染以及再手术等，自体乳房重建的放射相关并发症包括脂肪坏死、纤维化、伤口裂开等。这些并发症绝大多数可以通过治疗解决，真正导致假体丢失或者重建失败的病例很少。由于自体乳房重建的并发症少于假体乳房重建，故建议计划行术后辅助放疗的患者选择自体组织重建。对于不愿意选择自体组织而选择假体乳房重建的患者，建议先行扩张器充分扩张后再放疗，可以减少假体并发症的发生。

㉚ 乳腺癌治疗结束后，如何预防复发转移?

完成乳腺癌的综合治疗后，就要与医院暂时告别，回到工作岗位，开始正常的工作、生活。有些人担心复发转移，会自己给自己加药物，如打听偏方等。其实大可不必，预防复发转移只需做好以下两点。

·遵医嘱，按时吃药

有些患者治疗后还需服用 5 年内分泌药物。内分泌药物是防止乳腺癌复发转移的"保护伞"，且药效温和、细水长流。有些患者新辅助化疗后做了手术，医生会建议口服化疗药物，虽然此类药物会引起白细胞或其他血细胞降低的情况，但是能改善患者的生存，需坚持服用至标准疗程，并监测血常规和肝肾功能。

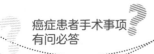
·按时复查

　　乳腺癌综合治疗后，建议患者 2 年之内每 3 个月复查一次，2~5 年之内每 6 个月复查一次，5 年以后每 1 年复查一次。当然，如果方便，复查间隔时间短一些更好。复查的目的是为了及早发现异常的指标，如服用药物引起的不良反应，能及时发现、及时纠正，更重要的是可以及早发现可疑的复发或转移灶，得到更及时的治疗。

　　如果患者能做到以上两点，就不用担心复发转移，把更多的精力转移到工作、生活中去，把自己当成一个健康人，拥抱美好的生活。

第十三章
骨与软组织肿瘤相关问题

⑪ 自己摸到的肿块一定是肿瘤吗?

并不是所有的肿块都是肿瘤。日常生活中大家经常把肿块和癌症联系在一起,但事实上,肿块不一定是肿瘤。有些增生的组织、增大的淋巴结、皮下的脂肪颗粒、浅表的血肿,都可能会让患者误认为是肿瘤。一般有明确外伤史或撞击史的肿块,大部分是血肿或瘢痕增生或是血肿机化后留下的肿块,无需特别处理。当患者肿块较大,或者是无明显诱因下出现的局部肿块,患者无法鉴别时,请前往专业的医院诊治。

⑫ 肿瘤一定是恶性的吗?

并不是所有的肿瘤都是恶性的。

肿瘤是指机体在各种致瘤因子作用下,局部组织细胞增生所形成的新生物,多呈占位性块状突起,也称赘生物。根据新生物的细胞特性及对机体的危害性程度,将肿瘤分为良性肿瘤和恶性肿瘤两大类。因此恶性肿瘤是肿瘤中的一类,通常所说的肿瘤并不全是恶性的,也包含一大部分良性肿瘤,所以大家不必闻"肿瘤"色变,而是应该咨询专业科室及医生。

良性肿瘤与恶性肿瘤的主要区别如下所示。

(1)良性肿瘤:生长缓慢;有包膜,膨胀性生长,摸之有滑动;边界清楚;不转移,预后一般良好;有局部压迫症状,一般无全身症状;通常不会引起患者死亡。

(2)恶性肿瘤:生长迅速;侵袭性生长,与周围组织粘连,摸之不能移动;边界不清;易发生转移,治疗后易复发;早期即可能有低热、食欲差、体重下降等症状，晚期可出现严重消瘦、贫血、发热等；如不及时治疗，常导致死亡。

03 交界性肿瘤是癌吗?

交界性肿瘤不是癌。交界性肿瘤是一种处在良性和恶性之间的肿瘤，是指组织形态和生物学行为介于良性与恶性之间的肿瘤，也称为中间性（或中间型）肿瘤。就像人不能完全用好人和坏人来区分一样，肿瘤也存在"不恶不良"的交界性肿瘤。良性肿瘤和恶性肿瘤之间界线并非非常清晰，良性向恶性演变是呈渐进性的，肿瘤的发生、发展均经历了良性病变进展到交界性病变然后到浸润癌的连续病理过程。因此，客观上存在着一些良恶性之间的中间型肿瘤、临界性肿瘤，即交界性肿瘤。它同时具有良性肿瘤和恶性肿瘤的一些特征，如生长缓慢、复发迟类似良性肿瘤，但又可以发生转移，只不过转移率较低。鉴于这种肿瘤的特征处于良性和恶性之间，所以叫交界性肿瘤。

交界性肿瘤有如下 3 种表现形式。

（1）肿瘤细胞的形态（显微镜下所见）介于良性、恶性肿瘤之间。

（2）肿瘤细胞的形态属于良性，但呈浸润性生长，切除后易复发，多次复发后有的可出现转移。

（3）肿瘤细胞的形态符合恶性，但没有明显的扩散转移等恶性表现。

04 肉瘤和癌有什么区别吗?

肉瘤和癌都属于恶性肿瘤，但是来源不同。

癌是指起源于上皮组织的恶性肿瘤，是恶性肿瘤中最常见的一类。

肉瘤是指来源于间叶组织（包括结缔组织和肌肉）的恶性肿瘤，多发生于皮肤、皮下、骨膜及长骨两端，常见的有平滑肌瘤、纤维肉瘤、脂肪肉瘤、滑膜肉瘤等。肉瘤分类复杂，种类多，预后及治疗方案也千差万别。

癌和肉瘤同属于恶性肿瘤，只是来源不同，但生物学行为类似，都有细胞分化和增殖异常、生长失去控制、浸润性和转移性等生物学特征。

05 黑痣需要手术吗？

黑痣又称色素痣，是由痣细胞组成的皮肤良性病变。大部分的黑痣不需要手术治疗，但是在以下两种情况下，黑痣也可考虑切除。

（1）患者有美观需求：部分黑痣因生长部位或黑痣本身形态影响美观，如面部、头颈部黑痣等，可予以手术切除。

（2）黑痣本身有恶变可能或怀疑恶变者：位于足底、外阴、生殖器的黑痣，在条件允许的情况下建议手术切除。因为这些部位长期受到摩擦刺激，黑痣恶变的可能性大大增加，而手术切除是预防恶变的有效措施。另外，长期佩戴眼镜者，眼镜腿压迫位置的黑痣也是建议切除的。患者切除后的黑痣需要常规进行病理切片检查，以明确黑痣组织的性质。如发现已经恶变，则需要进行后续规范治疗。

06 怎样判断皮肤黑斑是痣还是恶性黑色素瘤？

可以通过简单的 ABCDE 法则判断皮肤黑斑是痣还是恶性黑色素瘤。

恶性黑色素瘤偏爱浅色族群人，中国人恶性黑色素瘤发病率低于浅色族群人，但是近年来发病率明显增加。恶性黑色素瘤除早期手术切除外，缺乏特效治疗，且预后差。因此，恶性黑色素瘤的早期诊断和治疗极其重要。如果发现以下情况或对黑痣、黑斑不放心，可以前往专业的黑色素瘤诊治中心就诊。

英国皮肤基金会提出的 ABCDE 五点检查法如下所示。

A–Asymmetrical/ 不对称性：黑色素瘤与一般瘢子或痣不同，往往由两部分组成，且不对称。

B–Border/ 多边性：两部分边缘呈不规则状态。

C–Colours/ 颜色不均：各部位呈不同颜色。

D–Diameter/ 直径较大：直径往往超过 6mm。

E–Enlargement/ 扩大：形状变大、颜色变化或体积增加。

07 恶性黑色素瘤和什么肿瘤标志物有关？

目前没有特别针对恶性黑色素瘤的肿瘤标志物！

很多恶性黑色素瘤患者复查时要求查肿瘤标志物，从而评估病情，但临床上除了糖类抗原 50（CA50）在恶性黑色素瘤患者中存在升高的情况外，其余常见肿瘤标志物并没有对恶性黑色素瘤存在特别的针对性。而且 CA50 的升高与恶性黑色素瘤疗效监测、评估肿瘤复发情况、预测肿瘤的预后并没有直接相关性。

但是乳酸脱氢酶（LDH）的升高与恶性黑色素瘤患者的预后存在负相关，即 LDH 升高的恶性黑色素瘤患者预后较差，且患者病情进展时常常伴随 LDH 的升高。因此，临床上常通过 LDH 的数值判断恶性黑色素瘤的治疗效果、病情进展情况及预后情况。故复查时，LDH 也是重要指标之一。

08 恶性黑色素瘤患者能晒太阳吗?

恶性黑色素瘤患者可以晒太阳!恶性黑色素瘤的病因学尚未完全阐明。一些研究资料提示,其发生与基因、环境,及基因/环境共同因素有关。比如不典型(发育不良)痣或黑色素瘤家族史、光导致色素沉着的皮肤、不容易晒黑皮肤、红色头发人种、强的间断日光暴露、日晒伤、多发黑色素细胞痣等基因/环境多种因素均可能导致黑色素瘤恶性转化。白种人的恶性黑色素瘤多数为皮肤型,可能与白种人喜欢曝晒的习惯有一定关系。而在黄种人的恶性黑色素瘤中,肢端型和黏膜型占大多数,与白种人并不一样,且黏膜和肢端通常并不是日光暴露区域。因此,黄种人恶性黑色素瘤与日光暴露相关性并不高,而且黄种人也少有曝晒日光浴等习惯。此外,并没有证据显示日常的日光照射会增加恶性黑色素瘤复发转移的概率。所以,恶性黑色素瘤患者也可以正常接收日光照射,但是不建议曝晒。

09 恶性黑色素瘤患者是不是都需要放疗?

不是所有恶性黑色素瘤患者都需要放疗。

放疗在黑色素瘤的综合治疗中占据重要位置,但并不是所有患者都适合做放疗,只有区域淋巴结侵犯多、移行转移的姑息性治疗、转移或不可切除的肿瘤的姑息性治疗患者,才考虑放疗。

虽然黑色素瘤对放疗不是很敏感,放疗在恶性黑色素瘤的治疗中不占主导地位,但是放疗对于局部肿瘤的控制仍然有着非常重要的作用!

⑩ 恶性黑色素瘤患者是不是都需要化疗？

不是所有恶性黑色素瘤患者都需要化疗。

近年来，黑色素瘤的免疫治疗和靶向治疗数次取得突破性进展，诊疗模式日新月异。靶向治疗和免疫治疗在恶性黑色素瘤的内科治疗中的地位越来越高，越来越多的恶性黑色素瘤患者可以从靶向治疗和免疫治疗中获益，即使是晚期的恶性黑色素瘤患者，靶向治疗和免疫治疗也可以取得较好疗效。虽然化疗仍然是不可缺少的内科重要治疗手段之一，但并不是所有患者都需要化疗。随着化疗药物的研发，化疗的不良反应也越来越可控，患者大可不必闻"化疗"色变。

⑪ 同样是恶性黑色素瘤，为什么有的术后需要药物治疗而有的不需要？

恶性黑色素瘤患者术后是否需要药物治疗是根据肿瘤的分期决定的。

根据美国国立综合癌症网络发布的指南，Ⅰ期及部分Ⅱ期恶性黑色素瘤患者术后无需辅助治疗，仅仅需行定期复查即可。这部分患者使用药物治疗是否能获益，目前无数据支持，所以并没有建议这部分患者术后立即使用药物辅助治疗。而对于分期更晚的患者，根据研究，辅助治疗可以使这部分患者获益，因此指南建议这部分患者术后行辅助治疗。同样是恶性黑色素瘤，并不是所有的患者治疗方案都一样，每个患者都应根据自己的病情，精准、规范治疗，而不是盲目用药。

⑫ 恶性黑色素瘤患者术后饮食需要注意哪些?

普通恶性黑色素瘤患者术后除了忌烟、酒及重口味饮食外，并无忌口。部分患者听信传言，拒绝食用含有色素的食品，如酱油等深色食品，认为深色食品会导致黑色素瘤起病、进展。其实，事实并不像这部分患者想象的那样，饮食中含有深色色素的食品并不会加重恶性黑色素瘤的病情进展。

⑬ 黑色素瘤术后常规复查需要检查哪些内容? 多久复查一次?

黑色素瘤患者的复查频率和检查项目根据病情而定，如果只是原位癌或浅表肿瘤，术后无需特殊的影像学检查，定期复查即可。

Ⅰ期到Ⅱₐ期的患者，推荐前5年每半年复查一次，5年后每年复查一次。

Ⅱᵦ期或者已经有淋巴结转移的患者做完手术和辅助治疗之后，前2年每3个月做一次检查，2~5年间每半年做一次检查。检查项目主要有头、胸、腹、盆的检查，医生会根据患者的情况进行检查，例如核磁、骨扫描等。

Ⅳ期的黑色素瘤患者在治疗早期每个周期进行一次复查，比较稳定的患者每2~3个月做一次复查。复查中一定要注意进行血液学检查，观察白细胞、血红蛋白的情况，用以指导下一步的治疗。

⑭ 黑色素瘤会遗传吗?

恶性黑色素瘤具有一定的遗传易感性,但并不是说恶性黑色素瘤患者的子女一定会患恶性黑色素瘤。

任何肿瘤都没有必然的遗传性。所谓黑色素瘤的遗传性是指家中有肿瘤病史的人得该肿瘤的概率相对其他人来说可能要高一些,有黑色素瘤家族史的人群发病概率比无家族史者高。因此,平时多注意原有的黑痣是否突然变大,甚至破溃,若有要去医院进一步检查。对于一些位于特殊部位的黑痣,如脚底、手掌、外阴等容易出现皮肤摩擦的部位,应该去医院手术切除,以避免黑痣经常摩擦后发生恶变。

⑮ 皮肤基底细胞癌和恶性黑色素瘤有时长得很像,且同为恶性肿瘤,为什么预后相差这么多?

皮肤基底细胞癌和恶性黑色素瘤虽然同属皮肤恶性肿瘤,而且外观都可以表现为黑色皮肤肿物,但是两者来源不同、疾病本身恶性程度不同,这就决定了两者预后相差甚远。

基底细胞癌位于表皮的最底层。基底细胞癌可能并非起源于基底细胞,之所以这么命名是因为癌细胞在显微镜下看起来像基底细胞。基底细胞癌是最常见的皮肤癌之一。基底细胞癌一般发生于易曝光部位的皮肤表面,如头颈部。肿瘤的增长非常缓慢,以至于有时人们没有注意到新增生物。基底细胞癌一般只缓慢浸润周边组织,很少转移至身体远处部位。基底细胞癌的治疗几乎都是成功的,很少会致命,但是部分已治愈患者会在 5 年内复发。

恶性黑色素瘤是由皮肤和其他器官黑色素细胞产生的肿瘤。恶性黑色素瘤表现为色素性皮损在数月或数年中发生明显改变。虽发病率低，但恶性度高，转移发生早，死亡率高，因此早期诊断、早期治疗很重要。恶性黑色素瘤大多发生于成人，巨大性先天性色素痣继发癌变的病例多见于儿童。

16 瘢痕和瘢痕疙瘩的区别是什么？

瘢痕通常指正常瘢痕，而瘢痕疙瘩属于异常瘢痕，通常表现为过度增生或纤维化。

瘢痕是一个很笼统的概念，是各种创伤后所引起的正常皮肤组织的外观形态和组织病理学的改变的统称。它是人体创伤后，在伤口或创面自然愈合过程中的一种正常的、必然的生理反应，也是创伤愈合过程的必然结果。瘢痕的本质是一种不具备正常皮肤组织结构及生理功能的、失去正常组织活力的、异常的、不健全的组织。瘢痕不仅破坏了体表美，还可妨碍相关组织或器官的生理功能，甚至导致畸形。

病理性瘢痕又称异常瘢痕，是相对于正常瘢痕而言的。通常将增生性瘢痕（HS）和瘢痕疙瘩（K）统称为病理性瘢痕，而把质地上与周围皮肤相近的瘢痕称为正常瘢痕或成熟瘢痕。病理性瘢痕是指胶原等大量结缔组织基质的过度产生和沉积的皮肤纤维化疾病。瘢痕疙瘩是创伤、外伤的一种严重的并发症。造成瘢痕疙瘩的原因有很多，比如烧烫伤、外伤、创伤、痤疮（青春痘）、皮肤感染等，都可以形成不同程度的瘢痕增生及瘢痕疙瘩。

⑰ 瘢痕疙瘩需要手术吗？

并不是所有的瘢痕疙瘩都需要手术。"一旦有疤，终身有疤"，到目前为止，医学界仍无法完全消除瘢痕。现在所有的手术、药物和激光都无法让瘢痕消失，但一定程度的改善是可以做到的。

建议手术治疗的瘢痕疙瘩包括伴有功能障碍的瘢痕挛缩、伴有畸形的瘢痕疙瘩、暴露部位影响美观的瘢痕，以及反复破溃或恶变的瘢痕、瘢痕软化剂无效或进展的瘢痕疙瘩。

对于非功能、非暴露部位的大面积的增生性瘢痕病变，如果以出现新的大片创面为代价进行手术治疗，就不是正确的选择。术后痊愈期内的放疗是抑制瘢痕疙瘩的有效手段之一。

⑱ 脂肪瘤需要手术吗？

并不是所有脂肪瘤都需要手术。

脂肪瘤是一种常见的软组织良性肿瘤，由成熟脂肪细胞构成，可发生于身体任何有脂肪的部位，好发于肩、背、颈、乳房和腹部，其次为四肢近端（如上臂、大腿、臀部）。脂肪瘤主要在皮下，称为浅表脂肪瘤，也可见于肢体深部和肌腹之间，称为深部脂肪瘤。多见于中年人，儿童较少见。深部脂肪瘤多沿肌肉生长，可深达骨膜，但很少侵犯邻近骨骼并且很少恶变。

大部分患者的脂肪瘤可以继续观察，不需要手术，超声常常能给出明确诊断。但对于浅表（皮下）伴有体积增大、触痛或疼痛，以及出现机械性压迫症状等的脂肪瘤，建议手术切除。位于深部的脂肪瘤也建议手术切除，并做病理检查。

19 脂肪肉瘤和脂肪瘤名字相近，两者有什么差别?

脂肪肉瘤和脂肪瘤在症状表现上有一定的相似之处，许多人极易将二者混淆。那么，脂肪肉瘤与脂肪瘤的区别有哪些呢?

两者本质上是分期不同的两种疾患，虽然名字和临床表现可能类似，但是脂肪肉瘤是恶性肿瘤，而脂肪瘤是一种良性肿瘤。

· 脂肪瘤

脂肪瘤是由增生的成熟脂肪组织形成的良性肿瘤，多见于中年人。瘤体质地柔软，呈圆形或分叶状，位于皮下，可以推动；瘤体大小不等，小的如枣大，用手摸方能触知，可隆起皮面，但表面皮肤正常。肿瘤单发或多发，见于体表的任何部位，以肩、背、腹部为多见，多无自觉症状。血管脂肪瘤为一特殊类型的脂肪瘤，以年轻人较为多见，好发于下肢，可自觉疼痛，触之亦有压痛。行组织病理学检查时，在瘤体内除了可见大片成熟的脂肪细胞外，还可见到多数增生的血管，整个瘤体的边界清楚。脂肪瘤极少癌变，一般无需治疗。若瘤体较大，影响活动，或近期内突然增大或发生破溃，则应手术切除。

· 脂肪肉瘤

脂肪肉瘤是恶性软组织肉瘤中较常见的一种。多见于中老年人，男性多于女性。四肢特别是大腿、臀部好发，上肢、腹膜后、头颈部，直径 3~10cm 多见，后腹膜巨大者直径可达 20cm 以上，肿瘤常为结节状或分叶状，质软或稍硬。脂肪肉瘤首选手术治疗，内科治疗及放疗疗效不佳，极易复发，严重危害患者健康。

⑳ 软组织肉瘤和什么肿瘤标志物有关?

目前没有特别针对软组织肉瘤的肿瘤标志物。

很多软组织肉瘤患者复查时要求查肿瘤标志物，从而评估病情。

肿瘤标志物又称肿瘤标记物，是指特征性存在于恶性肿瘤细胞，或由恶性肿瘤细胞异常产生的物质，或是宿主对肿瘤的刺激反应而产生的物质，是能反映肿瘤发生、发展情况，监测肿瘤对治疗反应的一类物质。肿瘤标志物存在于肿瘤患者的组织、体液和排泄物中，能够用免疫学、生物学及化学的方法检测到。对于某些特定的肿瘤，肿瘤标志物可以监测患者手术、化疗、放疗疗效，监测、评估肿瘤复发情况以及预测肿瘤的预后。但是，目前并没有特定的针对软组织肉瘤的肿瘤标志物，所以软组织肉瘤患者术后常规复查期间没有必要检测肿瘤标志物。但是体检时，仍建议测肿瘤标志物，起到肿瘤筛查、早期发现的作用。

㉑ 软组织肉瘤患者是不是都需要放疗?

并不是所有软组织肉瘤患者都需要放疗。

众所周知，放疗在软组织肉瘤辅助治疗和新辅助治疗中具有重要地位。近年来，随着放疗技术的不断进步，其临床应用也更加广泛。目前，放疗联合系统性治疗，如化疗、靶向药物、免疫治疗等的多项研究也正在探索中。这些研究的开展有助于为患者提供更多治疗选择。另外，多学科诊疗（MDT）模式是近年来肿瘤治疗不可缺少的理念，为"单打独斗"的各科医生带来更多力量，也有助于使患者获益更多。

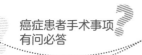
但是，并不是所有软组织肉瘤患者都需要放疗。普通情况下，辅助及新辅助治疗可以协助控制患者的肿瘤复发，常用于肿瘤较大或无法根治性切除的患者。而对于病情复杂的患者，包含放疗科的 MDT 团队讨论后的治疗方案可以更好地做到精准治疗。

㉒ 软组织肉瘤患者是不是都需要化疗？

并不是所有软组织肉瘤患者都需要化疗。

化疗仍是当今软组织肉瘤最重要的内科治疗手段之一，分为新辅助化疗、辅助化疗和姑息性化疗等。

新辅助化疗

新辅助化疗是手术前进行的化疗。对一期切除困难或不能获得 R0 切除，且对化疗敏感的成人高级别软组织肉瘤，可以使用新辅助化疗。适应证：化疗相对敏感的高级别软组织肉瘤；肿瘤体积较大；局部复发，需要二次切除；远处转移，行姑息手术前。

辅助化疗

辅助化疗是手术后进行的化疗。对于 Ⅱ ～ Ⅲ 期患者，建议行术后放疗 ± 辅助化疗。对有以下情况的 Ⅱ ～ Ⅲ 期患者强烈推荐术后辅助化疗：化疗相对敏感；高级别、深部、直径＞ 5cm 的软组织肉瘤；手术未达到安全外科边界或局部复发二次切除后的患者。

对于不可切除的局部晚期或转移性软组织肉瘤患者，积极有效的化学治疗有利于减轻症状、延长生存期和提高生活质量。

㉓ 软组织肉瘤术后常规复查需要检查什么？多久复查一次？

软组织肉瘤复查通常包括：原发灶区域的检查，可行 CT、MRI、超声等；容易转移区域的检查，如头、胸、腹、盆的检查等。某些恶性程度高、转移途径特殊的肉瘤，需要个体化的定制复查方案。

复查时间通常为结束治后前 2 年每 3 个月复查一次，第 3 年每 4 个月复查一次，第 4 及第 5 年每 6 个月复查一次，5 年以后每年复查一次。早期发现，早期治疗是治疗关键。

㉔ 软组织肉瘤会遗传吗？

部分软组织肉瘤具有一定的遗传易感性，但并不是说软组织肉瘤患者的子女一定会得软组织肉瘤。

研究表明，肉瘤并非是由单个基因出现错误引起的疾病，而是多种基因突变共同作用造成的，所以也并不能完全说是会遗传。但是对于某些特殊类型的肉瘤，如神经纤维瘤恶变等，因其癌前病变神经纤维瘤存在遗传性，故而临床上患者子女出现相关肿瘤的风险会较常人高许多。

只有在生活中多注意身体检查，才能做到早发现、早治疗。

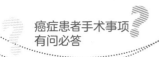

25 什么样的骨疼痛需要警惕?

骨肿瘤早期的症状就是疼痛,但并不是所有的骨痛都代表患有骨肿瘤疾病。

以下情况的骨疼痛需要引起重视。

无明显诱因及外伤史的疼痛

如果有明显的外伤史,例如扭伤或者是骨头挫伤,首先考虑外伤引起的疼痛,暂时不考虑肿瘤性。但是经过治疗后,如果疼痛没有缓解,而是愈演愈烈,疼痛越来越明显,那就不是运动损伤所出现的疼痛了,一定要提高警惕!

静息痛或者夜间痛

静息痛是指在不走路、不运动的时候也会痛。若在晚上睡觉被疼醒,称为夜间痛。这两种疼痛是非常危险的信号,有可能是恶性肿瘤的前兆,需要及时就诊。

26 恶性肿瘤患者怎么检查有没有骨转移?

骨转移的检查方法有 6 种:骨扫描、PET-CT 检查、X 线、CT、核磁和骨穿刺活检。下面把骨转移相关的检查项目一一列出来,并比较其优缺点。

·骨扫描

骨扫描检查是癌症患者筛查骨转移的首选方法。当骨扫描发现异常后，需要做进一步的检查来确诊。

优点：①灵敏度高，可一次性检查全身的骨骼组织，不易漏诊。②发现骨转移时间较早。骨扫描能比 X 线检查提前 3~6 个月发现骨骼病变。

缺点：有可能出现假阳性的情况，所以要做更精确的检查。

·PET-CT 检查

PET-CT 是 PET 检查和 CT 检查的结合，可以同时提供解剖显像和功能显像。

优点：①可以早期诊断骨转移瘤，对骨转移的诊断特异性及敏感性都比较高。②做一次检查，除了可以看到全身骨骼的情况外，还可以同时看到各个重要脏器的情况，有助于全面评估肿瘤病情。

缺点：①价格昂贵，一般一次检查的价格在 5~6 千元以上，目前浙江省已纳入医保，造福了广大患者。②不同类型的癌症骨转移需要不同的显影剂。选择最合适的显影剂，才能得到最准确的检查结果。

·X 线检查

优点：X 线检查操作简单，价格低廉，仍然是癌症骨转移的常用检查方式。

缺点：灵敏度低，难以发现早期的骨转移，只能作为一种补充检查手段。

•CT 检查

优点：① CT 对骨扫描、PET-CT 等全身骨显像检查结果出现阳性，但是 X 线检查阴性，或者有局部症状、疑似骨转移，以及不适合做 MRI 检查的患者最有价值，敏感性及特异性较高。②能够精确地显示骨质破坏及其周围软组织肿块。③增强 CT 有助于显示骨转移瘤的血供特点及病变与周围组织之间的关系。

缺点：对于某些骨转移，CT 检查的敏感性很低，包括骨皮质的早期转移、骨转移骨髓质的浸润等。

•MRI 检查

优点：① MRI 检查比骨扫描、PET-CT 等全身骨显像检查的敏感性更高。当怀疑骨转移，但是全身骨显像检查和 X 线检查不能确定时，可以做 MRI 检查来确诊。② MRI 对骨髓腔内的早期转移灶有很高的灵敏度，是评价骨转移骨髓内浸润的首选工具。③ MRI 检查对于鉴别骨转移和其他骨病变的帮助更大。

缺点：检查时间比较长，会增加骨折或者骨痛患者的痛苦。

•骨穿刺活检

穿刺活检是确诊癌症病理类型的金标准。骨穿刺活检能明确诊断出骨转移癌的病理类型，对指导治疗非常有帮助。

并非所有的骨转移都要做穿刺活检，那哪些情况下需要做呢？比如：①以上检查都无法明确的骨病灶，尤其是单发病灶，需要做骨穿刺活检。②有些癌症，如乳腺癌，骨转移病灶可能与原发灶病理免疫组化类型不同，而且会影响药物治疗策略，需经穿刺活检明确。

上面介绍了癌症骨转移相关的 6 种检查项目，每种检查项目都有自己的优、缺点。在选择的时候，应该根据具体的情况，选择最合适的检查方式，这样才能为治疗提供准确的依据。

㉗ 脊柱骨转移瘤能手术吗？

随着内科药物的飞速进展，外科在脊柱转移瘤中的地位反而越来越重要，而不是既往人们印象中的晚期转移瘤都没有手术指征。

脊柱转移瘤占骨转移性肿瘤很大一部分，以肺癌、乳腺癌、前列腺癌、肾癌和甲状腺癌、肝癌居多。胸段为最易受累的部位，而颈段、腰段受累的概率较小。大多数的脊柱转移瘤病灶位于椎体的前部结构。由于肿瘤侵袭脊椎，间接或直接影响脊髓或神经根，常引起剧烈疼痛和神经功能障碍，严重影响患者的日常生活质量。

约一半的脊柱转移瘤需要治疗，部分脊柱转移瘤需要外科手术处理。由于患者的一般情况、原发肿瘤的性质、脏器和骨转移情况、受累椎体是否存在神经症状和脊柱不稳等因素不同，故需综合考虑，采用个体化的治疗方案。治疗的主要目的在于缓解疼痛，改善和保护神经功能，维持和重建脊柱稳定性，提高生活质量，延长寿命。

通常脊柱转移瘤患者预期寿命在 3~6 个月以上。具有下述情况之一者，可考虑手术治疗。

（1）有脊柱不稳证据者。

（2）脊髓神经受压、神经功能进行性减退者，如下肢肌力、感觉减退，大小便功能受损等。

（3）顽固性疼痛经保守治疗无效者。

（4）对放疗不敏感的肿瘤。

（5）放疗期间肿瘤继续恶化者。

（6）原发性肿瘤和脊柱转移瘤均可手术切除的单发性脊柱转移瘤。

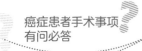

（7）需手术活检明确诊断者。

28 四肢骨转移瘤能手术吗?

四肢骨转移瘤能手术，但并不是所有四肢长骨转移瘤患者都需要手术。

对于四肢长骨转移瘤患者，应进行骨折风险评估，包括肿瘤类型、已接受的治疗、患病时间、肿瘤大小、病灶位置、病变为溶骨性还是成骨性、病变是否引起症状等。

长骨转移瘤的手术目的是防止病理学骨折的发生或恢复病理性骨折的连续性，是以姑息性为主的改善症状的手术。因此，术前的评估非常重要，既要避免不必要的手术，又要对适合手术的患者进行手术治疗，改善患者的生活质量和症状。

29 为什么骨肉瘤需要先化疗再手术? 截肢疗效比保肢更好吗?

随着医疗水平的提高，以往认为需要截肢治疗的骨肉瘤现大部分可以保肢治疗，而且保肢的预后和截肢预后相当。骨肉瘤手术前的化疗叫新辅助化疗，手术后的化疗叫辅助化疗。先化疗再手术既增加了保肢率，又改善了预后，是骨肉瘤治疗近年来最大的进展之一。

骨肉瘤的传统治疗方法是截肢术，截肢后骨肉瘤的 5 年生存率最高仅为 15%~20%，并且有研究发现大部分骨肉瘤患者在就诊的时候体内已存在微小转移灶，所以即使在就诊的第一时间行高位截肢术，也不能控制肿瘤在截肢残端的复发及远处转移。换句话说就是，单纯的截肢术对提高骨肉瘤患者的生存率无益。

现在骨肉瘤一般采取新辅助化疗，然后手术。骨肉瘤在新辅助化疗基础上进行保肢手术是过去 30 多年最大的临床治疗进展之一。但并不是所有的骨肉瘤患者都适合保肢手术，也有一些骨肉瘤患者必须采取截肢治疗。有些骨肉瘤患者不了解实际具体情况，一味要求保肢手术，也有一些医生因为临床水平不够，在可以保肢的条件下却采取了不合理的截肢手术。这两种情况都是需要避免的。因此，建议骨肉瘤患者前往具有丰富诊治经验的肿瘤中心进行治疗。

30 检查发现骨软骨瘤，需要手术治疗吗?

骨软骨瘤一般不需治疗，若肿瘤过大、生长较快或影响功能，可考虑切除。

骨软骨瘤又名外生骨疣，也属软骨肿瘤，是最为常见的骨肿瘤之一，有单发性及多发性两种。单发性多见，多发性较少见。骨软骨瘤常合并骨骼发育异常，多发生于膝关节及踝关节附近，常为双侧对称性并有遗传性，又称遗传性多发性外生骨疣。发生于关节附近骨端的骨软骨瘤叫骺生骨软骨瘤，位于趾末节趾骨的叫甲下骨疣。骨软骨瘤由纤维组织包膜、软骨帽和骨性基底构成。其基底可为细长，呈蒂状，也可为宽广的基底。在生长年龄内，骨软骨瘤有其自己的骨骺板，到生长年龄结束时，骨软骨瘤的生长也停止。在骨软骨瘤与周围组织之间，可因摩擦而产生滑囊。单发性骨软骨瘤发生恶变者较少，但多发性骨软骨瘤发生恶变者较多。

③1 骨水泥是什么？是真的水泥吗？

骨水泥不是水泥，而是骨黏固剂的常用名。骨水泥是一种用于骨科手术的医用材料，由于它的部分物理性质以及凝固后外观和性状颇像建筑使用的水泥，便有了如此通俗的名称。

自从 1958 年 Charney 首次应用骨水泥固定股骨假体成功施行全髋关节置换以来，骨水泥已广泛应用于骨科临床。骨水泥固定可保证术后假体的即时稳定，在骨组织—骨水泥—假体界面上无任何微动，允许术后早期负重，疗效肯定。骨水泥早已通过安全认证，是一种成熟、有效的骨重建和辅助重建手段。

③2 骨科手术用的钢板真的是"钢"材质的吗？

骨科手术用的钢板不是"钢"材质。"钢板"只是患者根据内固定金属材料的外观，惯用的形象地形容内固定材料的比喻，而不是说内固定材料是真的"钢"。

那内固定材料有哪些呢？根据材质可分为：①不锈钢系列均为奥氏体的铁基合金，是以奥氏体不锈钢为基础加入某些元素，从而制成的惰性好、抗腐蚀性强、机械性能好的内固定材料。②钛合金、纯钛。③钴铬钼合金。④记忆合金等。

现在的内固定材料随着材料科学的发展日新月异，也更贴近患者的临床需求，不是单一的钢板能够比拟的。

㉝ 下肢静脉血栓是什么病？有什么危险？

当血液在血管中流动缓慢时，容易凝结，形成血栓。血栓通常发生在下肢深层静脉里，即下肢静脉血栓。

静脉血栓一般多发生于下肢，患者会感受到小腿肿胀、走路或站立时疼痛或酸痛，以及疼痛部位发热、皮肤发红或发紫、静脉曲张。静脉血回流至心脏后，会被挤到肺部搬运氧气，之后再被送往身体各处。同样，静脉血栓脱落后，也会随着血流被推到肺部，有可能堵塞肺动脉，导致肺部与空气的气体交换出现障碍，造成肺栓塞。肺栓塞会导致很严重的问题，比如器官组织缺氧、坏死等。若大块血栓或许多小血栓堵住动脉，甚至可能会造成生命危险。

㉞ 为什么骨与软组织肿瘤术后下肢静脉血栓形成的风险更高？

引起骨与软组织肿瘤术后下肢静脉血栓形成的原因很多，临床常见以下因素。

（1）下肢静脉血流缓滞。

（2）血液高凝状态。

（3）静脉壁损伤。

下肢骨与软组织肿瘤手术患者术后常常需要卧床一段时间，此时血栓的形成主要是由于下肢静脉血流缓滞引起的。手术时，由于长时间的仰卧和麻醉，患者的下肢肌肉松弛（麻醉复苏后即恢复正常生理功能），静脉舒张，容易形成静脉血栓。而且骨与软组织肿瘤手术常常需要分离血管甚至进行血管置换等，部分操作会损伤血管内皮，导致术后更易形成下肢静脉血栓。此外，恶性肿瘤本身就是高凝因素之一，如果患者年龄大，发生下肢静脉血栓的风险会更大。

综上所述，骨与软组织肿瘤手术患者术后下肢静脉血栓形成的风险更高，临床需及早采取预防措施。

㉟ 骨与软组织肿瘤术后怎样预防下肢静脉血栓?

对下肢静脉血栓的预防需要由患者、家属、医护三方共同完成，具体如下。

（1）在患者术后麻醉未清醒前，抬高双侧下肢，护理人员及家属按摩患者下肢腓肠肌和比目鱼肌，做足踝部被动运动。

（2）清醒后，鼓励患者主动做床上足踝部主动运动和膝关节的屈伸运动，争取早日下床活动。

（3）对于病情不允许下床者，可以应用弹力袜、弹力绷带或者下肢血液循环泵，促进静脉血液回流。

（4）待患者病情恢复出院，可以通过上下楼梯、摆臂快速走等运动，帮助患者快速康复。

（5）对于高危患者，术后可予以药物抗凝治疗，预防血栓形成。

下肢静脉血栓危害较大，术后应积极预防，以降低患者患病风险，促进患者恢复。

㊱ 血管瘤是一种什么样的肿瘤?

血管瘤严格意义上并不是肿瘤，而是一种先天的血管异常增生。

医学上的血管瘤是由胚胎期间成血管细胞增生而形成的常见于皮肤和软组织内的先天性良性肿瘤或血管畸形，多见于婴儿出生时或出生后不久。残余的胚胎成血管细胞、活跃的内皮样胚芽向邻近组织侵入，形成内皮样条索，经管化后，与遗留下的血管相连而形成血管瘤。瘤内血管自成系统，不与周围血管相连。血管瘤可发生于全身各处，大多数发生于颜面皮肤、皮下组织及口腔黏膜，如舌、唇、口底等组织，少数发生于颌骨内或深部组织。女性多见。

所以，虽然血管瘤名字中带着"瘤"，但却不是真正的肿瘤，更恰当地说，他是一种先天的血管异常增生而形成的血管畸形。

㊲ 血管瘤的治疗手段多种多样，什么时候选择手术治疗? 什么时候选择非手术治疗?

血管瘤的常规治疗方案有药物治疗、激光治疗、手术治疗。

药物治疗在良性血管瘤和交界性血管瘤中都有应用。原则上，对于局限的、能直接切除缝合的小病灶，完全可以及时、尽早地进行外科切除，即使是较小的婴幼儿也可行手术治疗。血管瘤常发生于头颈部、躯干、四肢的皮肤及皮下，容易影响人的外观。手术适应证为药物治疗失败、有可能影响人容貌外观的血管瘤及有出血和溃疡等高危因素的血管瘤。

对于良性或交界性血管瘤而言，手术治疗不仅能达到根治效果，对于患者后期外观影响也非常小；对于恶变的血管瘤患者而言，手术治疗是最重要的治疗手段之一。术者在术前应当谨慎评估患者是否存在远处转移及周围卫星灶，并且应当根据血管瘤的部位及大小制定相应的手术方案，尽量减少术后并发症的可能。但是部分血管瘤位于肌肉内，手术切除会造成功能障碍，因此术前必须完善影像学评估，并且与患者认真沟通，详细告知可能出现的情况，且术中仔细操作，尽量减小功能损伤。

第十四章
我和肿瘤的那些事

01 抗击肺癌的故事

2015 年，我岳母的亲姐姐因为腰痛去做检查，一查出来就是晚期肺癌。这个消息直接把我岳母吓了一跳，我岳母，还有我岳母的亲哥哥都赶紧去医院做了检查。很不幸，检查结果表明肺里都长了结节。这个消息对我老婆而言，真如天塌下来。这个时候，我儿子刚出生 10 个月大，我老婆一直在家哺乳，本来打算重新上班，但偏偏这个节骨眼，我岳母查出了肺结节，我老婆一下子慌了神，无法复工上班，得赶紧送岳母去医院治疗。最重要的是，肺里的结节到底是什么？是恶性还是良性的？

慌慌张张中，我们找到了浙江省肿瘤医院胸外科陈奇勋主任医师，陈主任很是干脆利落，建议马上手术治疗。手术也立即就安排，一切都来得非常快，我岳母还在发懵的状态中，就做了手术。手术后陈主任告知肺里的结节是肺癌，不过应该是早期，具体还得看病理报告。我们的心情跌到了低谷，肺癌？这可怎么办？与此同时，我岳母的亲姐姐做了化疗，亲哥哥也做了手术，也确诊是肺癌。同一个家族，一下子有三个人同时得了肺癌，大家都陷入了悲哀的情绪中。唯一庆幸的是，发现的时候还算早，如果不是亲姐姐出了问题，查都不会去查。

术后的恢复也很顺利，没几天就回到了家中，术后的病理报告也出来了，淋巴结没有转移，可以不需要化疗等后续治疗，我们的心情放松了一点。经过一段时间调养后，一切似乎有点回归到原来的情况，但是岳母自己内心的变化，可能才刚刚开始。

手术前后那段时间事情发生得太快，我岳母自己都不是很清楚什么情况就做了手术。她没问过到底得了什么病，只知道肺里长了结节，我们也一直瞒着她。这是因为我岳母有焦虑倾向，平时但凡心里有点事，就一直惦记着，觉也睡不好。幸好术后病理报告是早期的，不需要后续治疗，我们决定继续隐瞒。但是纸总包不住火，岳母的亲哥哥确诊是肺癌，亲姐姐化疗过后，病情持续恶化，没过几个月就去世了。这些消息都好似一击击的重拳，打在我岳母的内心上，她开始失眠，偶尔也会说"我知道我得的是那种病"。整个家庭沉浸在一种低落的情绪中，这种情绪就像一种折磨，纠缠着整个家庭。肿瘤对一个家庭的影响，除了治疗时带来的冲击感，治疗过后，心理上的创伤可能才是最折磨人的。

我岳母开始吃安眠药，吃药后，睡眠开始好一点，心情也愉快一点。但是她术后经常咳嗽，医生说是术后正常的反应，可能要持续好几个月，甚至1年左右。但是咳嗽频繁时，我岳母的心情明显就低落了，有一次甚至咳出了一点血，吓得立马就去找陈奇勋主任。陈主任的话很快就让我们安心，他说很可能是术后支气管残端肉芽造成的出血，然后做了支气管镜，检查结果证实了陈主任的说法。除了咳嗽，我岳母的前胸壁还会反复隐痛，陈主任也说过，这应该是手术造成肋间神经损伤导致的疼痛，会逐渐缓解，但有可能会持续。话虽如此，但是痛的时候我岳母还是很担心，因为胃痛也是这个位置痛，怕是胃出了什么问题，为此又去做了胃镜，好在没有问题。但是每次一旦有不适，我岳母都会跟这个病联系起来，虽然她不说，但是我知道她是担心复发，害怕转移了。

时间可以治愈一切。这句话用在肿瘤上，虽然不是那么准确，但也是对的。随着时间的延长，我岳母好像慢慢忘了这件事，越来越有活力，但每次到了复查的时候，心情又会有点复杂。2015年做手术的是左侧肺，后来复查的时候，发现右侧肺也有一个小结节，好在很小，但是我岳母还是有点担心。2019年，复查时间已经拉长到半年一次，复查的时候，发现右肺的结节稍微长大了一点。我们又去找陈主任，陈主任建议再次手术，我岳母当即决定手术。这次的手术没有上次大，手术结果证实右边也是肺癌，不过是更早期的，且不是原来的肿瘤复发转移造成的。两次手术，肺也少了很多，对我岳母的生活造成不少影响，不过内心上，我岳母倒是稳定了不少。但是失眠还是一如既往，吃过中药，用

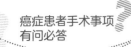
过"白噪音"等新兴的手段，但是效果都欠佳，直到后面又加了药，睡眠才好点。

到 2021 年时，已经过去快 7 年的时间，我岳母虽然做了两次肺脏的手术，还都是肺癌，但是复发、转移倒是一直没有，她的心境也好了起来，生活基本回归正常。现在，抗击肿瘤的路还要一直走，也会一直走。回想起来，我岳母能恢复到现在这种状态，我也很欣慰。如果说抗击肿瘤有什么心得，我觉得就如宣传所说，早期诊断、早期治疗，一定不要觉得体检的钱贵，因为只有早期诊断、早期治疗才能得到好的效果，还有就是要找一家好医院，找一个好医生，及时治疗，定期复查。最后，心理上的打击可能很难用三言两语去平复，要用时间慢慢去治疗，病情的稳定是最好的心理药物。

⑫ 一位中学女教师的抗癌经历

肺癌发生于支气管黏膜上皮，近 50 年来肺癌的发病率显著增高，在欧美工业发达国家和中国的一些工业大城市中，肺癌发病率在男性恶性肿瘤中已居首位，在女性常见恶性肿瘤中，发病率也迅速增高。肺癌成为危害生命健康的一种主要疾病，已是全球范围内发病率最高的恶性肿瘤之一。本文走近聆听一名杭州中学女教师的抗癌经历，讲述她的抗癌历程。

· 噩耗突如其来

三年前，38 岁的王老师和所有健康人一样，朝九晚五，矜矜业业地教书育人，享受着健康的快乐，人生的字典里没有"癌症"，也从没想过正值壮年的自己会和"癌症"有交集，直到被确诊肺癌的那一天。2018 年，学校教职工体检中，王老师胸部 CT 检查出左肺有一个约 1cm 的磨玻璃结节，找医生看了看，说有可能是炎症，让她 3 个月后复查。那时候工作很忙，又带的是毕业班，她便没有太关注。等到第二年暑假，工作上清闲了不少，她才想起去复查一下。但这一次就没有这么幸运了，医生说结节明显增大，必须立刻做手术，即便是良性，时间久了也有可能转变成恶性，还是手术切除保险。所谓恶性，就是人们常说的癌症，肺癌有可能让她失去一片肺叶，有可能只有 3~5 年甚至更短的存活期。

所有的可能性医生都告知了王老师。这个消息就像晴天霹雳，她瞒着家人拿着 CT 片子到杭州各大医院四处求医，对所有接诊专家的诊断和建议一律采取不信任态度，因为他们告诉她的都是她不愿听到的消息。崩溃过后恢复平静，回到家，王老师最终还是小心翼翼地告诉丈夫那些可怕的可能性，担心丈夫同她一样接受不了。

对于一向自认为身体壮如牛的王老师来说，人生的前 38 年几乎没怎么去过医院，这一切来得非常不真实，宛如噩梦。她曾经和所有女人一样，生活平凡但总是还在期待一份不平凡的经历，使生命丰富光彩一点。如今，"不平凡"果真发生了，但却是一个惨不忍睹的事实，打破了她原本平凡的幸福生活。

她还年轻，还不想死，她有一个美满的家庭，母慈子孝，她希望儿子能在父母双全的环境中成长。为了儿子，为了丈夫，为了家庭，她想活着。

抱着最后的一丝丝希望，王老师来到了中国科学院大学附属肿瘤医院（浙江省肿瘤医院），当天接诊的是胸部肿瘤外科的曾剑主任。平易近人的曾主任耐心地用浅显易懂的白话将冰冷深奥的医学术语解释了一遍，虽然得到的结果依旧，但这是王老师在其他医院从未感受过的医生温度。

无奈地选择积极面对

肺癌虽没有吓倒王老师，但也不意味着她不怕死。其实，王老师最怕的是从此被贴上癌症患者的标签。

　　人至中年，父母年迈等着养老，子女尚小嗷嗷待哺，活着非常重要。贴上癌症标签后，也许不是你的丈夫不爱你了，而是自己会因此不再爱自己了。患者会因此没了自信，对生活失去热情和希望。王老师虽然生活平庸，但也算有条不紊。对于她来说，贴上癌症患者的标签比死还折磨。电视上的剧情在脑中闪现，她要奋力斗争一把。

　　住院后，与曾剑主任术前沟通时，曾主任给了三个方案：①直接手术，根据术中快速冰冻病理报告决定切除范围的大小和后续治疗方案。②先做穿刺取活检，待病理明确后，再决定下一步治疗方案。③不手术，穿刺后选择放化疗。王老师在结合医生的分析后，毅然决然选择了第一种。

　　不做手术，只放化疗，家人绝对不同意，而且时间也不等人，说不定疾病就在犹豫中进展了。丈夫对王老师说："老婆，你无论怎样，我都不忘初心，爱你如初。"王老师告诉丈夫，她选择直接手术并不是全为了他，还是为了儿子和父母。她不想看到父母白发人送黑发人，更不想看到儿子从此没有妈妈，只能无奈地选择积极面对。

　　王老师没有权利决定自己的身体不得病，但是此时的她还尚有权利选择尽可能让自己多活几年。

　　术前一天，主刀医生曾剑主任和麻醉医生蔡淑女主任来和王老师以及家属进行术前谈话，沟通手术和麻醉方案。王老师趁丈夫走开了一下，偷偷地问了问医生，如果确诊是肺癌能活多长时间。曾主任说她的情况还相对比较乐观，一般情况下，积极治疗，五到十年应该问题不大，甚至可能长期生存。心中震惊的同时，她默默计算，十年后，儿子二十岁了，上大学了，可以独立生活了。有了这样的底线，王老师安心了。

·手术既定而又顺利

　　2019 年的某一天，很平常，但对于王老师和她家属来说，终生难忘。她有生以来第一次住院，第一次上手术台。

对于医生来说，这是一个每天都在操作的最普通的手术。麻醉医生蔡淑女主任在只言片语中让她失去知觉，手术医生曾剑主任"手起刀落"，根据术中冰冻结果做了标准的肺癌根治术，麻利而又轻松。

术后两天她都没有下床，全身上下插有各种管路、输液管、导尿管、引流管、止痛泵……仿佛就是块砧板上的肉，任人宰割。监护仪不间断的滴滴声响强调了疾病的严重性，但它显示的所有波形数值都在说明一切正常。

随着后面几天身上的各种管子陆续拔除，王老师终于可以暂缓一口气。站在病榻旁的丈夫高兴地说："老婆，你的面色好极了，一点看不出做过大手术。"她心想，丈夫从来都很吝啬对她的赞美，这话可信度不高，现在定是想安慰自己，所以她并没有多么高兴。此时，主刀医生曾主任正好过来查房，告诉她肿瘤还不算大，术中切得很干净，淋巴结也做了清扫。王老师听到曾主任的话心头的大石瞬间落下，终于露出了笑容。

·度日如年的化疗

出院后一个礼拜，医生告知王老师术后病理报告提示肿瘤累及胸膜，没有淋巴结转移，但有高危因素，建议术后1个月于曾主任门诊就诊。

电视剧看多了，总觉得"化疗"两字听起来吓人，但其实也没什么可恐惧的，就是输液而已。但就是这输入的化疗药物，在杀死癌细胞的同时也会杀死大量正常组织细胞。所以化疗是一个尖锐的矛盾体，它以牺牲本体生命力为代价来挽救生命。化疗时的用药方案和剂量比较讲究，有些接受化疗的患者是被化疗打败，一蹶不振，而不是被癌症本身夺走生命。

尽管癌细胞并没有在王老师的体内扩散，但肿瘤侵犯胸膜且有高危因素，曾主任建议行术后化疗。王老师听到曾主任的建议，对化疗的担忧和害怕涌上心头，便询问是否可以不化疗。曾主任告知王老师，尽管她的分期属于早期，但是累及胸膜且有高危因素，建议化疗，这样可以降低复发几率，巩固疗效，王老师听后心情再次跌倒了低谷，但理智还是战胜了情感，最终王老师同意了曾主任的建议。

第一周期的化疗尚可耐受，但打完第二周期化疗后，跟剧情一样的化疗反应接踵而来。口苦、恶心、乏力、全身关节疼痛难忍、体重指数式地下降。王老师知道要多吃饭增强体质，但有时连喝一小碗汤的胃口都没有。

度日如年的化疗阶段在丈夫的关爱和儿子的陪伴里终于挺了过来，王老师也逐渐恢复元气。至今已满三年，每次复查都没有复发。

病后的她感慨道，爱是坚持下去的源动力，这里有医护人员对患者的爱，家人对自己的爱。只有相信医学，只要心中有爱，定能走出阴霾，披荆斩棘。